祈る心は、治る力

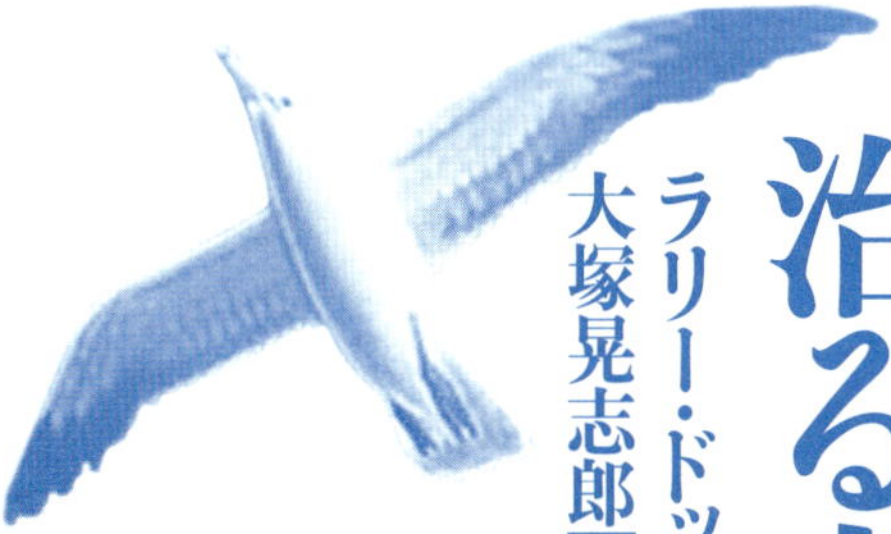

ラリー・ドッシー
大塚晃志郎［訳］

日本教文社

Prayer is Good Medicine

勇気をふるって病院、診療所、研究室に「祈り」をとり入れてくれた、
医学界のわが僚友たちにこの本をささげる。

謝辞

医学における祈りの問題に取り組む私を励ましてくれた多くの人たちに、感謝の祈りをささげたい。

ギャリーとベットへ。プレーリー・ポイントという名の草原ですごした子供時代、私たちは多くの「祈り」からどれほど力を得ていたか、気づきもしなかったね。もしかすると、あそこは、まさしく「祈りの《プレアリー》(Prayer-y)地《ポイント》」だったのかもしれない。

私の両親へ。荒涼としたテキサスの平原で、一〇〇〇グラムに満たない未熟児だった私たち双子の兄弟の命を、祈りと、暖炉のあたたかさの中で育ててくれたあなたたちに感謝します。

そして妻のバーバラ、私の祈りにいつも応《こた》えつづけてくれている君に、ありがとう。

——ニューメキシコ州、サンタ・フェにて

医学博士　ラリー・ドッシー　M.D.

著者によるノート

本書では「至高の存在」を表すために、さまざまな言葉が用いられている。多くの場合私は、たとえば「絶対なるもの」「絶対的存在」などの中立的な言葉を選んで使っている。「神」を表す多くの言葉は誤解のもとになってきたという、賢明なる精神的指導者たちの考えに私は同意したい。世界の神秘思想の伝統はみな、人は「絶対なるもの」を、声に出して呼ぶことも、頭で考えることもできないと私たちに教えてきた。「全能なるもの」のすがたを描いたという図像にしても、信頼するに足るものはなく、イスラム神秘主義のスーフィーの警句《けいく》がおごそかに告げているように、「神を見たあともなお生きている人間はいない」のだ。

『不可知なる雲』という、十四世紀の宗教思想に大きな影響を与えた書物を著したイギリスのある修道僧は、「普遍《ふへん》なるもの」については語ることも、考えることも無意味なのだという嘆きを書き残している。

「『神のことをどう考えればいいのですか？　そして神とは何なのですか？』とたずねられても、私にはこう答えるしかない。『それはわかりません！　なぜなら、あなたのそうした問いかけは、私を不可知なる雲の中へ、人の思考のおよばない神そのものの中へと、私を連れ込んでしまうだけですから』」

十三世紀ドイツの偉大な神秘家マイスター・エックハルトはこう述べている。「神のうちに何かを感じとり、それゆえ何らかの名前を神につける者がいるが、それは神ではない。神を、言葉でいい表すことはできない」「性質をもたないことこそ、神の性質なのだ」

現代においては、何世紀もの間、ないがしろにされてきた女性的なるものの価値の復権が強く求められてきているが、だからといって「絶対なるもの」に名前をつける際には、単にすべての男性名を女性名に置きかえるというのは不適切だと思う。「神」―「女神」、「彼」―「彼女」は、ともに不充分な名称なのだ。「絶対なるもの」は、社会的な性を含むすべての描写をはるかに超えた存在なのだから。

こうした背景をふまえて、読者のみなさんには、本書で用いられている「絶対なるもの」「絶対的存在」という言葉を、「女神」「神」「アッラー」「クリシュナ」「ブラフマン」「道（タオ）」「遍在《へんざい》する心」「全能なるもの」「アルファでありオメガであるもの」「一《いち》なるもの」などの名称に自由に読みかえていただきたく思っている。

祈る心は、治る力——目次

第2部　祈りにまつわる議論　41

第3部　祈りとは何なのか？　79

第4部　祈りはどうあるべきか　105

祈る心は、治る力　*Prayer is Good Medicine*

もしイエスや、ムハンマドや、釈迦《しゃか》がペニシリンを持っていたら、彼らはそれを用いただろう――祈りとともに。

祈りと通常医学は、排除しあわずに、ともに用いることができると私は考えている。本書は「祈りは良き薬である」というテーマのもとに書かれたものであるが、私がいいたいのは、祈りだけが「唯一の」薬であるとか、医学の「代わりに」祈りに頼るべきであるとかいうことではない。

祈りは現代医学より「優《すぐ》れている」というわけではない。祈り、薬、手術――これらはすべて私たちにとって祝福であり、恵みであり、贈り物である。畏敬《いけい》の念と感謝をもって、これらの手段をすべて用いることがどうしていけないのだろうか?

はじめに

祈りの力が、よみがえりつつある。

二十世紀の大半にわたって隅《すみ》に追いやられた後、今や現代医学において、祈りは、ステージの中央にその場所を移しつつある。医師は、診療所や病院だけではなく、実験室でも祈りを取りあげつつあるのだ。医学雑誌は、今までなかったほど、祈りと信仰の治癒効果に関する研究を、すすんで載せるようになってきている。国内のニュース雑誌には、「祈り」が特集記事として紹介され、テレビのトークショーも癒《いや》しや祈りの話題でにぎやかである。保守的といわれている『ウォールストリート・ジャーナル』紙でさえ、最近、祈りについての研究が進行中であることを、「マーケット」面の主要記事として大きく取りあげているほどである。

多くの人はこのようにいうだろう——そういう時代になってきたのだと。最近の調査では、七五パーセントの患者が、医師は医療の一部として精神面の問題に取り組むべきだと考え、五〇パーセントの患者は、医師に自分のために祈ってもらうだけでなく、いっしょに祈ってもらいたいと願っていることが明らかになっている。

われわれ医師たちも、そのことに耳を傾けつつある。われわれ医師の大半が自分の患者のために実際に祈るということを知ったら、あなたはきっと驚かれるのではないだろうか。

一九九五年一二月、「医療における精神性と治癒」という会議が、最良の医療機関のひとつである、ボストンのハーバード大学医学校で開催された。このようなことを書いている現在も、米国の大学医学校の約三分の一が、すでに補完・代替医療についての講座をすでに用意しており、その内の多くの講座が、祈りを含む、ヘルスケアにおける精神性の問題を重視している。五つの大学医学校では、信仰と健康との関係性についての探究をはっきりとうたったプログラムが、すでに用意されている。

われわれは幻想にでも陥りつつあるのだろうか? まったくそんなことはない。「統計学的分析からいっても、神はあなたの健康に良いものである」と、メリーランド州ロックビルにある米国国立ヘルスケアリサーチ研究所で、精神性と健康との関係性を研究しているデビッド・B・ラーソン博士はいっている。ラーソン博士は、かつて国立精神衛生研究所の上級研究員であった人物であるが、こうも語っている。

「私は、かつて自分の医学校の教授からは、宗教など害になるだけだと、教えられてきた。しかし、実際に研究結果を見てみると、宗教は、現実に、健康において大いに有益であることがわかったのである。もし、あなたが教会に行き、定期的に祈るならば、精神面と肉体面双方の病を予防する上で、非常に有益であり、もっとずっと効果的に病に対処できるということがわかったのである。さまざまな分野にわたっているその研究の結果を見るならば、その八〇パーセントが有益という結果が出ている。このことは、私にとってショックであった」

私にとってもショックであった。現代の病院で、多数の心臓病患者を対象に祈りの効果が試験されたという、誰かが送ってくれた科学論文を読んだ一九八〇年代には、私は、祈りの研究に、予期もせずいきなり出くわしたため、まったく困惑してしまったものである。まさか誰かが、祈りを、実際に新薬の場合のように試験するとは、私には考えもつかなかった。すなわち、半数の患者に対しては祈り、その他の半数の患者に対しては、「コントロール群」(対照群)として祈らず、そして、その結果を測定しようというのである。この研究こそ、離れた場所からの「他者への祈り」に治療的効果があることをはっきり示すものであった。

驚嘆覚《さ》めやまぬ状態から、やっとわれを取り戻し、私が自分に投げかけた問いとは、

「もし、祈りが実際に効果があるのならば、自分の患者のために祈り続けるべきなのか？」ということであった。その時点では、まだ私は、祈りというものに懐疑的《かいぎ》であったし、ひとつの研究結果だけでは、説得力に欠けていた。さらなる証拠を必要としていたので、私は自分自身で調査に乗り出した。

すると、いっそう驚いたことには、その多くに、祈りをともなう「癒《いや》し」という領域において、一三〇を超える科学的研究があることを発見したのだった。これらの実験結果の半数以上が、祈りが実際に効くことを強く示していた。私はやがて、この証拠こそ、現代医学にひそんでいた最奥の秘密であるとみなすようになり、積極的に自分の患者のために祈るようになった。

祈りと癒しについての私の探究の結果は、私の本『癒しのことば――よみがえる〈祈り〉の力』(邦訳、春秋社)として、一九九三年に出版された。うれしいことに、読者から本への強い支持があったおかげで、さまざまな人々と祈りについて議論する機会に恵まれた。それは、医学校、病院、医師や看護婦の組織団体、一般人のグループ、教会、国立衛生研究所、ヘルスケア改革に関する大統領特別調査グループ、英国国会の一部門、さらには、ペンタゴンにいたるまで、実にさまざまな分野の人々であった。

それらの人々との議論の中で、何度もくりかえされる、決まった種類の質問があった。

それらの問いは、皆さんの胸の中にもあるにちがいない。なぜなら私は、読者の皆さんから、祈りについての経験や信念について書かれた何百という手紙を受け取ったからである。

ほとんどの皆さんの関心事は、大まかにいって四つの点にあった。それは、(一)――祈りの力の科学的根拠、(二)――祈りの実験にまつわる議論、(三)――祈りとは何なのか、そして、(四)――祈りはどうあるべきか、という点である。この本は、これら四つの問題すべてをカバーするように構成されている。それぞれのパートは、おのおの独立しており、どのような順番からでも読めるようになっている。

私は、この本を学術書や学者の論文としてではなく、心から心へ語りかけるようなつもりで書いた。もし、祈りをとりまく科学的な問題について、より一層深く見つめてみたいのならば、『癒しのことば』を読まれるとよいだろう。そこには、実験そのものについての詳細や引用が載っている。

この本を読みすすめるうちに、読者の皆さんは、祈りと現代医学の一体どちらがいいのか、というような二者択一《にしゃたくいつ》の立場をとりたくなるかもしれないが、そのような誘惑には抵抗してくださるよう希望したい。医師として私が薬物治療や外科的治療を行なってきたのは、それらが実際に効くことを知っているからこそなのだ。そして、祈りもまた同様、実際に効くのである。

私が理解しているところでは、われわれは、祈りとハイテクな医療とのあいだで、どちらが正しいかなどという、こり固まった選択をするべきではないのだ。もし、あなたが虫垂炎にかかったならば、盲腸の手術をするべきだと、私は思う。なぜならそれは、この問題に対して、人類が今までに考え出した最も効果的な治療法であるからだ。

だがわれわれはやはり、手術に加えて、祈りを行なうべきではないだろうか？　治療の場そのものから離れたところで行なわれた、祈りに類似する思念は、手術による創傷《そうしょう》の治癒をうながすことが実証されてきているし、また、宗教的な信仰は、手術後のより早い回復と関連性をもっているのである。われわれは、病気にかかったときは、常識的な手引きにしたがうべきだろう。すなわち、「効くものなら使うべし」である。たいていの医療の現場では、祈りと現代医学の両方を共に生かす場があるものだ。

科学は、祈りに効果がたしかにあることを教えてくれるが、祈りがどのように効くのかについては教えてはくれない。科学は、祈りの研究としては限界があるのだ。それゆえ、一部の人たちがおそれているように、科学が祈りのすべてを明らかにしてしまうことなどありえない。聖なる神秘性は、存在し続けるのである。

私はこの本を、私と私の仕事のためにずっと祈ってくれた、数千という人々の祈りから力をもらいながら書き上げた。私は、心からそのことに感謝している。これからも皆さんの祈りが、私にひき続き力を与えてくださることを願う。

医学博士　ラリー・ドッシー　M.D.

第 1 部

祈りが効く証拠

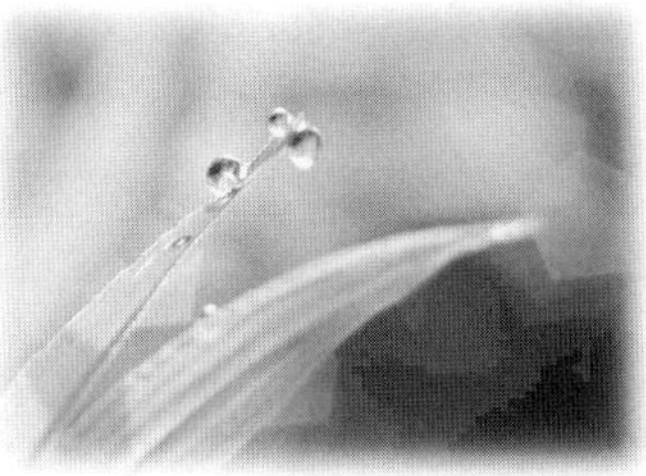

祈りをテストすることは、ひとつの礼拝の行為である

あなたが、もし今度病気にかかったとき、医師にこんなふうにいわれたら、どう思われるだろうか？

「手のひら一杯分ほどの薬をお飲みなさい。それらの薬がちゃんと調合されているか、あるいは、適切なものであるかどうかなどは、気にしなくてもいいんです。また、薬の数を数える必要もありません。できるだけ量をたくさん摂《と》ればいいんですよ。なにしろ、薬は効きますから」

こういわれたら、あなた自身がたとえ薬物療法を信じていたとしても、こんなアドバイスは無責任で、危険だと思われるにちがいない。薬には多くの種類があるわけで、あるものは役に立ち、あるものは役に立たず、あるものは有害ですらある。ある薬は単独で効くし、いくつか組み合わせてはじめて効く薬もある。ある薬は、他の薬の処方と組み合わせ

ると、毒物となり、命に関わることもある。ただ注意深いテストによってのみ、これらの薬の効果を選別し、薬を安全に、効果的に使うことができるのである。

同じようなことが、「祈り」についてもいえる。祈りというものにもさまざまな種類があり、その効果についても薬と同様に、有効、無効、どちらともいえない、という三通りの結果になりうる証拠がある。証拠にもとづいていうなら、祈りについて、次のように注意書きをつけることも、賢明なのかもしれない。

「祈りによって、あなたの健康を損《そこ》ねることがあるかもしれません」

祈りの微妙な意味合いを理解し、どのように活用したらよいのかを学ぶのに、最良な方法のひとつは、科学的な実験によって注意深く検証することである。誰でもきっと、そのような科学的な証拠には興味をもつだろうし、祈りをすでに信じている人であってもそうだろうと、私には思える。

科学は信仰の敵であり、祈りを科学的にテストしたりしてはならないと信じている人たちもいる。しかしながら、科学者もまた、信仰を求めている人々なのだ。実際のところ、多くの科学者たちの方が、ある種の宗教的な人たちよりも、ずっと信仰深いのではないかと思うことがある。

たとえば、科学者たちは、宇宙の規則性とパターンというものを信仰し、知識の可能性というものを信仰しており、自然は、われわれ自身に心の準備と、適切な実験の準備ができたときに、その正体をあらわすものなのだという信仰をもっているものである。信仰がなければ、おそらく科学というものも成り立たないのである。信仰とは、祈りの礎《いしずえ》であると共に、科学の礎でもあるのだ。

祈りをテストする科学者は、かならずしも天国の門まで攻め入ろうとしているわけではない。祈りの科学的研究から、傲慢《ごうまん》さや慢心をすべて取りのぞくことは不可能ではない。祈りの研究とは、全智全能なるものがおのずとあらわれるようにうながす、神聖で敬虔《けいけん》なる行為なのである。祈りをテストするということは、実はひとつの礼拝の形式なのであり、治癒というすばらしい現象に対して、われわれの感謝の気持ちを示すための儀式そのものなのである。

科学者である私の友人のひとりが祈りについての実験を行なっているが、彼は、私が提唱しているところの、敬虔なアプローチそのものの人である。彼は私にこういった。

「私にとって、祈りの効果を調べる実験というのは、優雅な夕食会を催すようなものなんだ。自分が考えられる限り、人の心をひきつけるような最高の料理を用意し、できるだけテーブルを美しくととのえて、それから、食事にやって来た人がすぐわかるように、わが家の玄関の扉を開けるというわけさ。もしそうしないなら、夕食会が魅力たっぷりのものにならないじゃないか。祈りの実験だって同じだよ。もし、誰もが心ひかれるような実験の状態をととのえられたなら、そこに神聖なるものが訪れてくれるかもしれないし、そうなれば、有効な実験結果を得られることになるわけだ。もしそうならなくても、次はもっとがんばるだけだよ」

イエズス会の司祭であり、学者でもあるテイヤール・ド・シャルダンは、この友人と同じようなことを語っている。

「研究とは、神を敬う最高のかたちである」

祈りの実験は、宗教と科学のあいだにある亀裂《きれつ》を癒《いや》すことに役立つ

われわれのうち大多数の人々は祈り、また、自分たちの祈りが応《こた》えられるよう信じているものだ。祈りについて将来行なわれる研究の結果を、息をひそめて待っている人などいないだろう。われわれは実生活においてすでに、祈りがもつ力には証拠があることや、実生活こそ、世の中で最も重要な実験室なのだということを感覚的に知っている。

それでも、われわれは日常生活における科学の影響というものから免れえない。科学的なアプローチというのは、われわれの存在のあらゆる面に浸透している。地球の温暖化と

か、がんに対する代替療法といった、議論の多い問題にはっきりした立場をとる前に、われわれはいつもこう問わねばならない。「科学的にはどうなっているのか？」と。

祈りも、他のほとんどの場合と同じく、科学によってくわしく調べられてきた。自分自身のために祈るような祈願の祈りは、有効であり、健康に効果があると認めだした科学者や医師たちもいる。しかし彼らの多くは、このことは積極的思考や期待感、自己暗示といった心理的要因による効果にすぎないともいう。また、他者への離れた場所からの祈りには、効き目などあるはずがないと信じている科学者もいる。心が、自発的にであれ、あるいは「至高の存在」を通じてであれ、距離の遠く離れたところに届いて何かの作用をすることなどありえないというのだ。離れた場所からの祈りの効果など信じるなら、お笑いぐさだというわけである。

しかし、病院やクリニックや実験室において、実際に実験をしてみると、離れた場所からの祈りというものは、たとえ祈りを受ける人が、誰かから祈られていることを知らない場合であっても、そして、人間以外の存在に対しても、はっきりとした効果を示すのである。

こうした研究の発展は、現在科学と宗教のあいだにある痛々しいまでの亀裂を癒すうえで、はかり知れないほど重要である。われわれは、一方の隅には知性を、もう一方の隅には精神性を、というように、みずからの生活を区分けしてしまう必要などないのである。

祈りの科学的な証拠は、現代人の魂のこうした痛ましい分裂を癒すのに役立つのである。だからこそ、信奉者だけでなく多くの人々が、祈りについての実験的証拠を歓迎するのである。彼らはみずからの信仰が、祈りに対して科学が関心をもつことにより、弱められるどころか、むしろ強められることに気づいているのだ。

科学的証拠を尊重することは、祈りを科学の捕らわれ人にしてしまうことではない。祈りに、科学の「お墨付《すみつ》き」など必要はないのだ。しかし、古くからの宿敵同士が握手できるのなら、そうさせてあげるべきであろう。なぜなら宗教と科学の争いがなくなることで、われわれの皆すべてが、精神的な恵みを受け取れるようになるからである。

祈りの実験が宗教的信念におよぼした衝撃

もはや本当のところ、祈りの効き目を実験が証明できるかできないかという問いは意味をもたなくなってしまったといっていい。**なぜなら、もうすでに実験は祈りの効果を証明してしまったからである。**新たな問いとは、そのことによって一体何がもたらされたのか、宗教的信仰と組織的宗教に対して科学的実験がおよぼした衝撃とは一体何であろうか、という問いであろう。

多くの個人や組織団体は、科学的研究の助けを通じて、祈りというものを調べることに関わってきた。そのような組織のひとつに、スピンドリフトという研究機関がある。スピンドリフトは二〇年以上も前から、数多くの実験を行なって、人間以外の生物に対して祈りが有効であることを示してきた。一九七五年に人間を対象とした実際の実験を始める前に、スピンドリフトの研究者たちは、これから行なう研究によって浮上してくるであろう倫理的な問題についての調査研究に五年も費やしている。

「こうしたテストは、単に科学で宗教の効用を試そうというひとつの誘惑でしかないのでしょうか？　それとも、それらは善《よ》き神から現代世界への愛ある贈り物なのでしょうか？」と、スピンドリフトの前副所長であるデボラ・ローズは問う。実験室で「神をテストする」ことは異端であろうか？　実験的なアプローチは信仰を破壊するのであろうか？　このような問いに対してこれほど正直に向きあった組織は他にはない。

一九九四年に、この団体は、カンザス州のトピーカに住む女性から一通の手紙を受け取った。彼女は、スピンドリフトが行なうテストは宗教を世俗化させてしまう結果になるのではないかという懸念《けねん》を書いてよこした。彼女は、宗教が科学者たちの手に落ちてしまうことを心配しており、彼女が信じる宗教の美しさというものが、冷たく厳密なデータに置きかえられてしまうのを見たくないというのだ。

この女性が抱いたような心配に対して、ローズは、スピンドリフトでの実験は、試験管を使って神を証明、誘惑、もしくは制限しようとする試みだと思われやすいと述べている。しかし、テストはそのようには行なわれていないと彼女はいう。「私たちは、神を捕らえようと罠《わな》をしかけているのではありません。私たちは、神のはたらきを注意深く見ることができるように窓を開けているだけなのです」

スピンドリフトの研究者たちは、彼らの実験が宗教から力を奪うなどとは心配していない。彼らは、その正反対《いい》の効果を心配しているのである。「私たちは、この実験がむしろ逆に宗教に力を取り戻させていくだろうと考えているのです。しかし、そのこと自体は非常に危険なことでもあります。なぜなら、教会はみずからの力をいままで賢明に使ってこなかったのですから」

スピンドリフトの研究者にとって、このようなことは、引きうける価値のあるリスクであろう。

ローズはいう、「もし、精神的な癒しの力を世界に再びもたらしたいと思うのならば、そのための場というものが必要です。それはちょうど、絶滅しかかっているめずらしい鳥を保護しようとするようなものです。それには、単にその鳥を守るということ以上のことをしなくてはなりません。鳥の生息地を守り、広げなければならないのです。つまり私たちは、世界に精神的な癒しのための場を作らなければならないのです。スピンドリフトでのテストのデータは、その領土の権利を主張する方法なのです」。

祈りの実験は祈りを脅かしたりはしない、とローズは考えている。「神学を冷たく厳密なデータで表現することが、聖書やステンドグラスの窓や賛美歌や個人の信仰といった、社会における宗教のあらゆる美しい表現にとって代わることなどないでしょう。むしろそのような宗教的なものを育てる、より大きい生息地を切り開いていくことでしょう。神学についても、新しい表現、つまりコンピュータ化された科学的表現も出てくることでしょう。そのことを、ある人は不快に感じ、ある人は美しく、意味深いと感じるでしょう。それはそれでいいのではないでしょうか。誰もが科学的データを、冷たいとか非人格的だとみなしているわけではありません。私の信仰している宗教では、神を表す名前のひとつを『根本原理《プリンシプル》』と呼んでいます。実験によるデータの内に、私は根本原理もしくは神をかいま見るのです」

ローズは続けていう、「科学的証明は、古くさかった神学の問いに光をあてるものです。おそらく多くの事柄について、われわれに誤りがあったことが発見されることでしょう。過去において、何が神聖であり、誰が神聖であるとか、何が罪深くて、誰が罪深いとかいうことを決めてきたのは、一体誰なのでしょうか？　そのような判断は時として、政治的なものだったのです。私はスピンドリフトでのテストが、宗教をもっと小細工のないものにし、より世俗的でない、純粋なものにする手助けになってくれるよう期待しています」。

ローズは、人々がある単一の宗教を布教すべく、こうしたテストを利用するのではないかという懸念についても答えている。「宗教を科学的に証明することによって、われわれは宗教の自由というものを失い、さまざまな宗教的伝統のもつ美や個性といったものをすべて失うことになるのでしょうか？　そのような悲しいできごとはおこるはずがありません。テストが示すところによれば、多くの伝統的宗教の信者たちは、テストにおいて同等に良い結果を得ているのですから」

実験にひそむもうひとつの危険性は、祈りを悪用して他人を害するための方法を考え出す人たちがいるかもしれないということである。ローズはいう、「この研究が心の力の暗い側面をさらに明らかにし、人々に利用しやすくさせることもありうるでしょう。心という媒介《ばいかい》を通して誰かを病気にすることも可能でしょうし、人の命を奪《うば》うことさえ可能なのです。いったんスピンドリフトで行なっているようなテストが、何度も再現されることによって常識のようになってくると、思考の暗い側面という問題が必然的に浮かび上がってきます。心の暗い側面にばかり眼がいってしまうような人々は、心の力の破壊的な用い方を従来より易々《やすやす》と学んでしまうことができるでしょう」

そうした潜在的危険性にもかかわらず、スピンドリフトの研究者たちは、祈りについての二〇年以上に及ぶ研究を行なったのち、祈りのテストから得る恩恵の方が問題よりもはるかにまさっていると結論づけている。ローズは次のように語る、「真実を浮かび上がらせ、われわれが生きている宇宙の本質について理解させてくれるようなことなら何であろうとも、どんなに代価が高くても、それは必然的に恵みとなるのです。無知こそは、最も大きな危険をはらんだものなのです」。

前著『癒《いや》しのことば』を出版したことによって、私はローズの予言の多くが真実であることを発見した。全米のキリスト教原理主義者のグループが、怒りをあらわにして、祈りの研究の真偽についてじっくり考えることもせずに、科学的証拠など「オカルト」か「ニューエイジ」のたぐいでしかないと決めつけて非難してきたのである。

ローズによれば、彼らが攻撃的になった主な理由は、祈りの実験が示した「多くの宗教的伝統の信者たちが、テストにおいて同等に良い結果を得た」という点についてである。つまり祈りの実験は、特定の宗教が祈りの力を独占できるわけではないことを、明らかにしたからである。

このことは、全知全能なる神は自分たちにだけ特別に波長を合わせてくれ、「救われていない」異教者たちには効果的な祈りなどできるはずがなく、そんな連中が唯一祈れることといえば、憐《あわ》れみと許しを乞うことぐらいだと信じているキリスト教原理主義者たちの信仰に反するわけである。このようなことを信じこんでしまっている人々にとって、祈りの実験は、科学と宗教のあいだに巨大な葛藤《かっとう》をつくり出してしまう。これら二つの世界が衝突するとき、ふつう捨て去られるのは科学の方であり、宗教的信条の方は守られるものだ。

しかし、私はこう確信している。祈りについての実験は、真の精神性に反するものではない。それが脅威となるのはただ、宗教的な不寛容さのもつ偏狭《へんきょう》さや排他性《はいたせい》にとってのみである。祈りの力を示す科学的証拠によって脅かされるものは、絶対なる神ではなく、ただわれわれ自身の傲慢《ごうまん》さやプライド、そして特定の宗教が主張するような特別な身分《ステイタス》だけなのである。祈りの実験は、祈りの場を平等たらしめるものだ。祈りの実験が示しているのは、祈りというものが、個々人の信仰や信条に根ざした普遍《ふへん》的な現象なのだということであり、それゆえ、祈りの研究は寛容さを支持するものなのである。

祈りの科学的理解には限界がある

米国における主要な宗教の信者の人たちは、その大半が、祈りの実験に対してきわめて寛容であることに私は気づいた。彼らは、科学と宗教のあいだでの親善関係が築かれ、人間の魂における知性的なベクトルと精神的なベクトルの両方が合わさって調和していくことを強くのぞんでいるのである。ある人たちは祈りの実験というものを、宗教それ自体にとっての進歩であると考えている。彼らは、哲学者エマソンの「科学をこわがる宗教は、神の名を汚し、自殺を犯しているのだ」という言葉や、人類学者マーガレット・ミードの次のような言葉に同意するだろう。「われわれには、まさにその核心部分を科学と共有できるような宗教体系が必要なのです。もちろん、科学と宗教のあいだには古くからの対立がありますが、それは過去ではなく未来によって、解決することができるのです」

科学が宗教を呑《の》み込んでしまうのではないかとおそれている人たちは、おそらく科学の限界というものを理解していないのではないかと思われる。科学的に祈りというものを調査するとき、調査結果が示せることは、ただ効果があるという事実だけであって、どのようにいに祈りがはたらき、なぜ効くのかということではないのである。これは、科学がそれ以上先へ進めない境《さか》い目というものが存在するということである。このような限界はたとえば、科学の教授と口頭試問《こうとうしもん》を受けている学生のあいだで交わされた、次のようなやりとりに表れている。

試験官――電気とは何ですか?

学生――あのう、先生、電気が一体何かということについては習ったことがないと思うのですが……いや、知っているつもりだったんですが……やっぱり忘れてしまったようです。

試験官――それは実にお気の毒なことだ。ということは、電気が何かを本当に知っている者は、かつてたった二人しか存在しなかったというわけだね。つまり、ひとりは大いなる「自然」の創造者、そしてもうひとりは君ということになる。ところがそのうちのひとりが、すっかり忘れてしまったというわけだ。

科学は私たちに答えを与えるよりも、祈りについてのさらなる問いを投げかけることになろう。科学は、測れないものを測ることはできないのである。それは、祈りの多くの側面が、ほとんど手つかずのまま残されているということでもある。このことはまた、さまざまな宗教が自由につながっていく可能性をつくり出す。

たしかに、賛成しない科学者もいる。彼らは、奇妙にひねくれた論理によって、全知全能なるものの存在を論破してきた。絶対的なるものとは測定できないものであり、科学の範疇《はんちゅう》を越えたものであるにもかかわらずである。われわれはこのような偏見にふりまわされるべきではない。われわれは、科学の力と限界との両方を認めている、最高の能力を備えた科学者による見解にこそ眼を向けるべきであろう。

このような見解の良い例として、ノーベル賞物理学者であるエルヴィン・シュレーディンガーの次のような言葉がある。シュレーディンガーの洞察は、科学と宗教が融合《ゆうごう》していくことをおそれている人たちに対して、なぐさめを与えてくれるにちがいない。

われわれは自然科学が、精神の本質について、直接的な洞察を与えてくれるのではないかと期待すべきではない。われわれの知覚と思考をつないでいる身体的プロセスについての物理学と化学をどんなに学ぼうとも、われわれは、精神の本質に入り込むことなどのぞみえないのだ。これらのプロセスに関するメカニズムや、そう作用させている法則についての最も正確な知識（精神の中にあり、これからも残っていくであろうメカニズムの主体についての知識）でさえ、精神そのものに足かせをはめてしまうのではないか――そのような恐れを、われわれは抱くべきではない。これはそうした「知識」に強いられて、われわれは精神を、「機械論的に決定されてしまった」不自由なもののように見てしまうのではないかという恐れでもある。これは精神というものが、機械論的に決定され、自然の法則にしたがう生理的なプロセスに結びついたものだという前提があるからである。

物理学に量子相対理論的な革命をもたらす発見をした物理学者マックス・プランクは、科学と宗教は、本質的に相互が織り合わさったものであると見なした。彼は次のようにいう。

宗教と科学のあいだには、実際には相《あい》反するものなど何も存在しえない。なぜなら、一方が他方をお互いに相補うものだからである。真摯《しんし》で思慮深い人なら、もし人間の魂の内にあるすべての力が、完全なるバランスと調和のうちに協調してはたらいているならば、われわれは自然における宗教的な要素を認識し、開拓すべきなのだということに気づいているだろう。そして実際に、いつの時代でも最も偉大な思索者は、たとえ宗教的な感情を公に示すことはなかったとしても、深い宗教的な魂の持ち主でもあった。それはまったく、偶然などではなかったのである。（……）知識が進歩するたびに、われわれは、自分という存在の神秘性に面と向かうことになるのだ。

同じような見解を示した偉大な物理学者たちをリストアップするなら、アインシュタイン、ボーア、ハイゼンベルグ、エディントン、ジーンズなど、物理学の巨人たちの名が、えんえんと続くだろう。彼らの見解は、トランスパーソナル（超個）心理学者のケン・ウイルバーによる驚くべき本『量子の公案――現代物理学のリーダーたちの神秘観』にまとめられている。

「科学は神を証明してこなかった」とはよくいわれることであるが、多くの偉大な科学者たちは、そんなことは不可能でしかないことを知っていた。科学は、さまざまな検出器によって測れるものしか扱えないのであって、科学者は神を測る計器をもちえない。科学を超越した事象も存在するし、数えるべきことすべてを、数え上げることはできないのである。

科学の手から祈りを守り、祈りの実験など窓の外へ投げ出してしまいたいと願う人たちは、その動機を見直すべきである。問うべき最初の問いは、祈りの研究が現実に示しているのは一体何なのか、そして、それは確実なものなのか？　ということである。

もし、われわれがデータを現実に評価し、その正当性を認めるならば、さらにこう問うべきであろう。なぜ、実験によって知った事実を捨て去ろうという誘惑にかられるのか？まるで、絶対なる神にはわれわれの助けが必要であるというかのように、われわれは「祈りを守る」よう努めるべきなのだろうか？　われわれの個人的な宗教的信念のどこが脅かされるというのだろうか？

宗教と科学をお互いに支え合うものとして考える勇気ある人の一例が、ダライ・ラマ法王である。多くの宗教的指導者と異なり、ダライ・ラマ法王は科学を敬愛し、科学者との意見交換をよろこぶ。彼はかつて、こう問われたことがある。もし、仏教の教義が、厳格な科学的事実と衝突することになったなら、仏教はどうそれに対応するのか、と。彼はそれに答えてこういった。もしそのようなことがおこったなら、仏陀《ブッダ》ご自身の言葉の方が否定されるべきでしょう、と。しかし、彼は片眼でウインクしてつけ加えて、別に心配してはいないともいう。というのは、多くの時代を通じて仏教は、よき方策を練る多くの余地を常に見いだしてきたからだそうだ。

祈りについての実験をおそれる人たちは、もっとリラックスすべきであろう。祈りと全知全能なる神が、科学によって害されることなどありえないのだから。危険なのは、われわれの偏見だけである。

祈りは単なるプラシーボ（偽薬《ぎやく》）ではない

多くの人たちは、祈りそのものには力はないと信じている。彼らは、祈りを行なうと効果があるのは、祈りが効くだろうという期待感を人々がもつためだというのである。このような効果は「プラシーボ(偽薬)効果」といわれている。

プラシーボ（placebo）という言葉は、ラテン語から派生した言葉で、もともと「よろこばせる」（I shall please）という意味である。プラシーボはたとえば、乳糖の錠剤や生理食塩水の注射のように、害のない不活性な物質のことであり、患者をよろこばせたり、満足させたりすることを目的に処方されるものをいう。

プラシーボ効果は、信念、期待感、暗示や「積極的思考」というものによって引きおこされた結果である。別ないい方をすれば、もし医者がプラシーボ薬の錠剤を処方してくれ、それを飲んだところ気分が良くなったとすれば、それは、自分の考え、感情、信念などが作用して効いたのであり、その錠剤そのものが効いたわけではない。

祈りの場合も、個人個人の信念というものが、ひと役かっていることは疑う余地がない。祈願するような祈りや自分自身のための祈りでも、離れた場所からの他者への祈りであっても、祈りを受ける側が、誰かから祈られていることを知っている場合、祈りというものは、良い効果をもたらすよう作用する。しかしながら、自分のためであれ他人のためであれ、こうした祈りの結果というものが、プラシーボ効果だけによっておこっているとは必ずしもいえない。

実は、祈りを受ける側の人が、誰かに祈られていることをまったく知らなくても、離れた場所からの他者への祈りというものが効いたという実例は数えきれないほどあるのである。そのような場合でも祈りに効果があるのなら、それらがすべてプラシーボ効果によるものだといい切ることはできないだろう。

また、何かにつけてわれわれ医師は「単なるプラシーボでしかない」などといってしまいがちだが、プラシーボ効果に対して、われわれはもっと口をつつしむ必要がある。プラシーボ効果とは、自動車でいえば、シフトアップすることであり、どんな療法であってもその効果をグンと高めるようなはたらきをもっているからである。医者は、プラシーボ効果なんていうものは、〝本物の〟医療の邪魔になるだけだといいがちだが、そんなふうに効果をやっかい物あつかいするのは、もう終わりにすべきであろう。むしろわれわれは、期待感、暗示、積極的思考というものの力を、祈りの力につけ加えることができることを感謝すべきなのだ。

プラシーボ効果とは、まさにすばらしい贈り物なのだ。なぜ、それを拒否する必要があるのだろうか?

「祈りのエネルギー」がどこかに飛んで行くわけではない

数十年前、「ザ・ローヤル・テレフォン」という陽気なゴスペル・ソングが、米国南部で人気を呼んだ。神様の回線はいつもオープン、番号は公表ずみだし、いつでも神様を電話で呼び出すことができる。

今日では、ぶかっこうな黒い電話機とプラグを差し込む電話交換台を使うというような祈りのイメージは時代遅れであり、もっと格好いいイメージにどんどん置きかわりつつある。

現代では、「神様は通信衛星のようなもの」といった方がずっとトレンディーだろう。われわれは自分たちの祈りを、上空に向かって発信する。常に、もっともっと上空へと。そしてもし祈りが聞かれたならば、神はその祈りを必要としている人へと祈りの願いを中継してくれる。そんな感じのイメージだ。今風の祈りのイメージとしては、こんな漫画もある。ひとりの男の子が紙を一枚持って、母親にこういう。「お母さん、お祈りしたいことを紙に書いたんだけど、神様はファックスを持ってるのかな?」

古い仏教の話にあることだが、ある朝早くに年輩の僧侶《そうりょ》が亡くなり、弟子の僧侶たちがその喪《も》に服していたところ、ある疑問が浮かんできた。「お師匠様の魂はどこに行ってしまわれたのだろう?」と。僧侶たちのこの議論は熱をおびて延々と何時間も続いたが、結局意見の一致はないままだった。亡くなった師の後を継ぐべく師から選ばれていた若い僧侶は、その議論を聞いて激怒し、ついにこう問いかけた。「お師匠様の魂が、なにゆえどこかに行く必要がありましょうか?」

なぜ、われわれは祈りというものがどこかに飛んでいくかのように考えてしまうのだろうか? 祈りとは何かの実体で、遠くへ「旅」をしていかねばならないのだろうか?

祈りについてわれわれが抱くイメージは、なにか物質的なメッセージのようなものである。たとえば、手紙がそうだが、手紙は特定の目的地まで「旅」をせねばならない。あるいは、電話やテレビのように光ファイバー・ケーブルや軌道上の衛星や中継基地によって伝達されるといったイメージがある。祈りが神のもとへと「送り届けられる」必要があるというなら、神はどこか遠くの、特定の「場所」に存在していなければならないことになる。

しかし祈りについての科学的研究の結果は、遠く離れたどこかに住む神様のもとに、祈りが物質的メッセージとして送り届けられるというイメージを証明してはいない。

心臓病の専門医ランドルフ・バードが、サンフランシスコ総合病院の心臓病集中病棟の患者三九三名の協力を得て行なった一九八八年の研究では、米国内のさまざまな場所にいるキリスト教信者の集団が、指定された病人たちのグループのひとりひとりに対して祈りを行なった。一方、コントロール(対照)群の患者たちには誰も祈らなかった。そして、祈りという要因を除いて、すべての患者は同じハイテクな治療を受けた。これは二重盲検法《もうけん》による研究であった。つまり、患者、医師、看護婦のすべてが、誰が祈られ、誰が祈られていないかわからないよう配慮されていた。

その結果バードは、祈られた患者の方が、いくつかの測定の結果、統計学的にみて明らかに有意に良くなっていることに気づいた。そこでは祈りの距離というものは、祈りの効果を左右する要因とはならなかった。東海岸側からの祈りも、西海岸にあるこの病院に近いグループからの祈りとまったく同様に効果的だったことがわかった。

別の研究では、近距離（一・五ヤード（約一・四メートル））と遠距離（一五マイル（約二四・一キロ））のそれぞれから行なった祈りで、微生物の成長率に人の祈る能力がどれだけ影響を与えたのかが比較された。またしても、距離の遠近は要因とはならず、影響の強さは同じだったのである。

スピリチュアルなヒーリング（精神的治療）に関する実験からは、癒し手と癒され手のあいだにはいかなるエネルギーも検出されることはなかった。これは、祈る人と祈りの対象のあいだで、物理的なものは何も送られてはいないことを意味している。またこれらの研究では、祈りは、かなりの遠距離であっても、近距離であっても、まったく同じように効果があるということが、一貫して示されている。もし、なんらかの物理的なエネルギーが送られているのであれば、遠距離より近距離の方が、祈りの力はよりパワフルになるはずである。なぜなら、物理的なエネルギーならば、距離と共に弱まるからである。

祈りの効果は、覆《おお》って遮断《しゃだん》したり、封鎖《ふうさ》したりすることができない。ということは、癒し手から相手に向けてある種のエネルギーが送られるのではないわけである。祈りによるヒーリングの実験からは、首尾一貫したこんなイメージが見えてくる。それは、祈りとは「送ったり」「受け取ったり」するという、従来考えられていたような、ある種のエネルギーの形などではないというものである。

祈りはエネルギーと同じであるという考えに固執する人たちにとっては、このようなことは、あたかも祈りには効き目などないかのように聞こえるだろう――エネルギーがなければ、なんの効果も生むはずがないわけだから。しかし祈りは、実際に効くのである。無効なのは祈りそのものではなく、祈りに対するわれわれのイメージの方である。絶対なる存在を絶対なる存在としてあるがままに受け入れる勇気をわれわれがもつなら、もはやわれわれに、従来の通俗的な祈りのイメージは必要ないのである。われわれは、先の話にあった仏教の師匠の魂のように、祈り自体がどこかに飛んで行く必要がないことに気づくだろう。

科学者には、現在のところ離れた場所からの祈りがなぜ効くのか説明できないが、ある研究領域では、いつの日かその作用に光を当てるであろう進展がみられる。

物質世界の最小の次元を扱う量子物理学においては、過去四半世紀のあいだに行なわれたいくつかの実験で、「非局在的」事象と呼ばれるものの実在が明らかにされてきた。このことを簡単に説明すると次のようになる。

もし、接触していた二つの素粒子が分離したとき、片方の素粒子における変化は、もう一方の素粒子の変化と相互に関係しあう。これは、どれだけそれらの距離が離れていようが関係なく、まったく同時に、同じ度合いでおこる。互いの距離が離れたところでおこるこうした事象の性質を、「非局在的」と呼ぶ。

非局在的事象には、三つの共通する特徴がある。(一) 非媒介的《ひばいかいてき》(距離の変化は、エネルギーの伝達にも、いかなる種類のエネルギー的な兆候にも影響しない)、(二) 非軽減的《ひけいげんてき》(変化の強さは、距離が増加しても弱まることがない)、(三) 即時的《そくじてき》(遠隔地間の変化は、まったく同時におこる)。

中でも最も厄介《やっかい》な問いとは、距離の離れた素粒子同士が、どうやって遠くにあるパートナーの素粒子の変化を即座に知りうるのか? というものである。どうやって二つの素粒子は、互いにシンクロし続けていられるのだろうか? どれだけ距離が離れていても、二つの素粒子が同時に変化するということが示しているのは、実は本当はそれらは離れておらず、ある意味では、ひとつの素粒子、「ひとつの心」のものであるということである。こんなことをいうと驚かれるだろうか？　それもそのはず、当の物理学者でさえ、この結果には驚いたのであるから。

　ノーベル賞受賞物理学者である、ケンブリッジ大学キャヴェンディッシュ研究所のブライアン・ジョセフソン博士は、これらの非局在的な量子的現象は、遠距離間でおこる多くの人間の事象の基礎をなすものなのかもしれないと述べている——たとえば、透視やテレパシーのような種々の超感覚的知覚がそうであるという。

　離れた場所からの他者への祈りも、量子的現象にもとづくものとして説明できるものなのだろうか？　祈りの「伝達」においては、いかなる形でのエネルギーの存在も、いまだかつて確かめられていない。地球規模での遠隔地同士で行なおうと、近くのベッドサイドで行なおうと、祈りは同じように効果的なのであるから、距離というものは、明らかに制限的な要素ではない。他者への祈りはそれゆえ、物理学者が研究している非局在的事象に非常によく似ている。

　しかしながら、量子論にもとづいた「説明」で他者への祈りを解釈するには、ひとつの大きな限界がある。というのは、離れた場所からの祈りは、非局在的な量子論的関係性にもとづいているといったところで、それは単にひとつの謎を別の謎に置きかえているにすぎないからである。物理学者には実のところ、どのように非局在的な量子的事象がおこるのかはわからないのである。彼らはただ、そういうことがおこるのだということを知っているにすぎない。昔からのこんないいまわしがある。「物理学者は、新しい理論など決して本当にはわかっていない。ただ、その理論に慣れただけのことなのだ」

今日、量子《クオンタム》という言葉は、想像できる限りのあらゆる表現に使われている。そのうちきっと、「量子的祈り」などという言葉が聞かれるようになるだろう。これは、ある種の「物理学信仰」がわれわれの文化にあることの現れである。メリーランド大学の哲学者スティーブン・E・ブラウド博士は、このことを「スモール・イズ・ビューティフル（小さいことは美しい）」的思考と呼んでいる。これは、なんらかの事柄が目に見えない素粒子の世界とつながっているのなら、それは何かすばらしいことなのだ、と思い込むような信念のことである。

しかしながら量子のレベルにおいても、謎は消え去るどころか、かえって深まってくるのだ。量子論は、あたかもわれわれが何かを理解したかのような幻想を与えてくれる。しかし量子論は、「どのようにして」そういう現象がおこるかについては何も答えてはくれない。

祈りについての他の仮説もある。超心理学の研究者の中には、離れた場所からの祈りは、単に「念力（サイコキネシス）」や心による物質操作の一例にすぎないという人たちもいる。もしそうなら、それはどのように作用しているのだろうか？　他の研究者は、大きな距離をへだてた他者への祈りという行為において深く関わっているのは、エネルギーではなく、情報の交換なのだと考えている。おそらくそうなのかもしれない。しかしこの説明もまた、ある未知のものを別のものに置きかえているだけのように思われる。

おそらくわれわれは、意識というものがいかにはたらくのかを理解するまでは、離れた場所からの祈りがいかにはたらくかを理解することはできないのだろう。なぜなら、祈りの効き目の触媒《しょくばい》や、祈りの効果の土台としてはたらいているのは、愛、慈悲、深い心配りというものであるように思われるからだ。離れた場所からの祈りを解明しようとする研究とは、まさに心のはたらく経路を理解しようとする探究に他ならない。

離れた場所からの祈りがどのように作用するかについては、現在のわれわれの科学は無知であるということからすれば、「神の力がはたらいたのだ」と信じる人々は、自分たちの主張にあらためて自信をもつべきであろう。このような考えは、どのような説にもまして、最良の説明のように思われるからだ。

第2部

祈りにまつわる議論

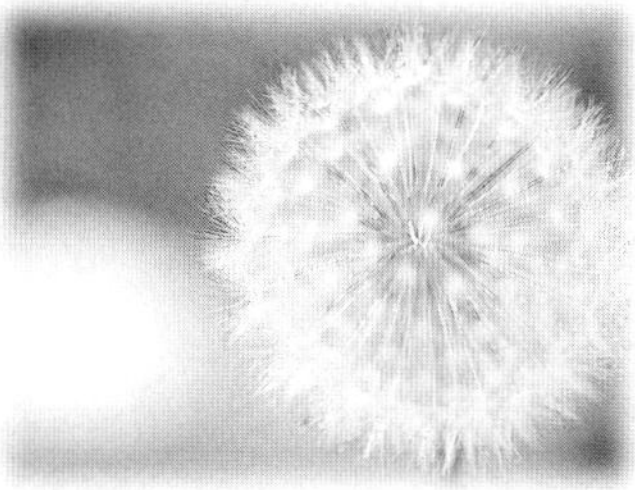

「祈りのせいで命を失うこともある」という批判について

祈りに懐疑《かいぎ》的な人たちは、あきることなく祈りを酷評《こくひょう》する。よく聞かれる批判とは、「祈りの推進派の連中は、投薬や外科的処置といった〝真の〟治療を受けないよう人々をそそのかしている」というものだ。その論法にしたがえば、祈りを支持する者は治療を手遅れにし、人々を死に追いやっていることになる。つまり、祈りは殺人につながる、という主張である。

祈りのせいで人が命を失うことになるのだろうか？　何と比べてそういえるのか？

この問いに答えるまえに、通常医学において記録されてきた事実を考えてみよう。米国では毎年、二〇〇万人近い入院患者が、入院当初にはかかっていなかった病気に感染し、そのうち八万人が死亡する。これは大型旅客機が毎日墜落するのにも匹敵し、朝鮮戦争やベトナム戦争での戦死率よりも高く、交通事故による年間死亡者数の四倍を超え、米国内のエイズによる死者数の半数以上にあたる。

多くの病院では、救命病棟に運ばれる患者の三分の一以上は医原病《いげんびょう》、つまり医師や、医師が用いた薬物や、外科治療の被害者である。病院以外の他の場所でこんなことがおこったら、全国的なスキャンダルになるだろう。なにも私は医者叩きや医療制度批判に熱をあげる余り、こんな数字を出してきたわけではない。これは単なるデータである。私がいいたいのは、もし祈りと現代医学のそれぞれが、みずからもたらした死亡者数で競うことになったら、その試合には延長戦も同点決勝も必要なく、試合のたびに必ず現代医学が圧勝するだろうということである。

権威ある『医師用便覧』（ＰＤＲ）は、医師が医薬品を処方する際の手引き書で、半世紀のあいだ毎年版を重ねてきており、現在の版ではおよそ三〇〇〇ページほどあり、重さは数キロにもなる。この大部な本のかなりの部分を占めるのが、それぞれの薬に関する「警告」「禁忌《きんき》」「予防措置」「有害な作用」である。副作用には比較的軽いもの――皮膚の発疹や吐き気――もあるが、命に関わる場合もある。いつの日か、薬のように祈りに対しても、その危険度を記《しる》したＰＤＲのようなものが現れるのかもしれない。しかし仮にそうなったとしても、今私たちが使っている治療手段と同じぐらいの副作用が祈りに関して記されるとはとても考えられない。

近年、祈りに批判的な人たちは、がん治療のための代替療法と祈りに対してまったく同じ批判をし、両者をひとまとめにして詐欺《さぎ》のようなものだといい続けている。これらの手段は、患者が化学療法や手術や放射線照射など効果が実証されている治療法を受けないようそそのかし、そのせいで患者は命を失うのだというのである。

彼らにいわせれば代替療法の治療家は、教育程度が低く、貧しく、社会的に恵まれず、だまされやすく、絶望し、理性を失った人たちを食い物にしていることになる。ところが、事実はそうではないのだ。いくつもの調査結果がくりかえし示しているように、代替療法を選択する人たちのほとんどは、そうしない人たちよりも教育があり、裕福であって、その逆ではないのである。また、代替療法を選択した人たちは、通常の治療法を拒否するわけではなく、両者を組み合わせて用いている。さらにいえば、ほとんどの人は、「祈り」と通常医学のあいだに二者択一《にしゃたくいつ》の必要性を認めていない。重病にかかったら、両方ともこころみるのが普通なのである。

アメリカ人は実際には、病気になったからといって突然祈りはじめるわけではない。ほとんどの人は、病気になる前からすでにお祈りをしている。いくつかの調査によれば、ほとんどのアメリカ人――女性の九〇パーセント、男性の八〇パーセント――は、たとえ健康であっても、日常的に祈る習慣をもっている。つまり、人は通常医学の代わりにしようとして、突然、泥縄式《どろなわ》に祈りに向かうわけではないのだ。大多数の人たちは、いつも変わらず祈る行為をしてきたのである。

祈りははたして人の命を奪うのか？　この問いが、たとえばペニシリンのような薬物にあてはまるかどうか考えてみよう。強いアレルギー体質をもつ人が、ペニシリンの投与によって死亡したとする。医師は「ペニシリンが殺した」とはいわず、患者はその物質に「悪性の反応」をおこしたのだという。薬物療法は悪くない、悪いのは患者のからだの方なのだ、というわけだ。

同じ理屈を祈りにあてはめれば、「祈りは決して人を殺したことはない。祈りだけにたよって誰かが死んだとしても、それはその人のからだが祈りに対して良い反応をおこさなかったせいだ」となる。馬鹿なことをいっているのは重々承知である。私はただ、あらゆる治療法——薬物、外科手術、祈り、その他なんでも——に対して公正な批評をするべきであって、二枚舌的な評価はいけないといいたいのである。

祈りの多様性を祝福する

ラジオのトーク番組に出演したあのときのことを、私は決して忘れない。私の著書『癒しのことば——よみがえる〈祈り〉の力』が出版されてすぐの頃の話である。番組のパーソナリティは精神的な問題に深い興味をもった女性で、祈りの力の普遍性《ふへんせい》に話題を向けた。私たちは、多くのさまざまな宗教の祈りが実際にかなうという実験結果を示し、その研究成果の意義について語り合った。続いて、パーソナリティの女性がリスナーからの電話を受けつけますといったとたん、電話が殺到した。電話してきた誰もかれもが激怒していた。キリスト教徒以外の祈りがかなえられるなんて、なんてことをいうんだ！　そんな実験はみんなインチキだ！　無信仰な人間の祈りがかなったように見えたって、そんな祈りは「本物」ではなくて悪魔のしわざなんだ——。パーソナリティの女性はしょげかえった。彼女の番組がこれほど悪い反響をみたことはなかったという。

私はある印象的な出来事を思い出した。ある研究チームが祈りについての実験をしたときのことである。チームのメンバーはそのことを知らなかったのだが、研究所の近くにあったある宗教団体が、実験の失敗を熱心に祈っていたのである。しかしこの行為には矛盾がある。もし彼らが本当に、そのような実験は罰《ばち》当たりで無効だと信じていたなら、どうしてわざわざそれを妨害する必要があったのだろう？　これではまるで、自分たちの祈りの「自警団員」である彼らが、別の種類の祈りもかなうことを知っており、その事実が科学的に実証されるのをおそれたかのようではないか。

無神論者は祈ることができるだろうか？――この問いは、祈るためには唯一絶対の人格神を信仰することが必要かどうかという問いにつながる。仏教徒は熱心に祈るが、仏教は人格神をもたない宗教である。仏教徒は単一の人格神に祈るのではなく、いわば宇宙そのものに対して祈る。これは、祈るためには単一の人格神のイメージを心に抱く必要はないことを教えてくれる。

私の友人のマイケルは特定の神を信奉せず、「この件についてのご担当者」であると思えるなんらかの存在に向けて祈る。彼は、幅広い問題で助けを得たいから、という。アメリカ人の宗教的な習慣についてのさまざまな調査によれば、マイケルのように、無神論者でありながら祈る人たちは何千人もいる。

マイケルのような無神論者たちは、精神的なことに大きな関心をもっている。彼らはしばしば宇宙の秩序、美、荘厳《そうごん》さを感じるが、ただそれが一個の人格神のイメージに固定されていないのである。彼らは祈りの中で、「この世のあらゆるもの」との一体感を感じることがあるという。これは大いなる深みに到達する可能性のある体験である。あらゆるものの根源にこうした一体性があるという信念は、すべての主要な宗教がもつ神秘的な伝統の核心である。究極なるものについての考え方が私たちと違うというだけで、このように神秘性に心ひかれている人たちのことを、「彼らは祈ってなどいない」といい切ってしまえるものではない。

マイケルのような「神秘性に心ひかれる無神論者」は、誠実な真理の探究者だと私は思う。彼らは、多くの人たちが慰《なぐさ》めをおぼえる宗教的なイメージなしで叡《えい》智《ち》の深みに達した人々といえる。彼らの精神的な美学は、一般的な人とくらべると簡素で飾り気がない。そして多くの場合、彼らの勇気は非常に大なるものがある。無神論者にも祈る人は多いし、非常に献身的に祈る人もいるのだ。私たちに聞く耳があれば、彼らは宗教的な寛容さについて多くを教えてくれることだろう。

たいていの人は、祈り方が違うからといって他の人たちを断罪するのはおかしいと心の中では思っている。罪もない男性、女性、子どもたちが、真の正義という名のもとで拷問《ごうもん》され、惨殺《ざんさつ》された宗教戦争の歴史を恥ずかしいことだと思っている。そのような心の声にしたがうことが、どうしてこんなにむずかしいのだろう？「違う種類の人間」に対して、どうしてこんなにたやすく、かたくなな態度をとってしまうのだろう？

世界中では何百万人もの人たちが英語を、驚くほどさまざまな「訛《なま》り」をもって話している。祈りについても、たくさんの変化形を認めたまま、共通の世界語とみなすことはできないのだろうか？　違いを楽しみ、多様性を祝福することはできないのだろうか？

とはいえ宗教だけを、この社会にある原理主義の温床として批判するのはまちがっている。原理主義的な信念は、社会のいたるところにみられる。科学の分野にもそれはあるのだ。

宇宙とはどのようなものか、初めからわかっているし、実験の必要はない、と信じている科学者はいつの世にもいる。こんなふうに信じこんでいる人は、祈りは効くという証拠にも公正な耳をかたむけない。あるいはまったく耳をかさない。

こうして、とんでもない現象がおこることになるのだ。これは私もまったく予期していないことだったが、なんと、熱烈な宗教者と独断的な科学者が手をむすび、共通の大義をかかげた盟友《めいゆう》となってしまったのである。

しかし、わが国の宗教的原理主義者が自分たちの信念をまっとうしながらも、同時に祈りについての科学的証拠も尊重する方法はあるはずだ。人が祈りにこめる「愛」と「思いやり」は、何よりも大切なものである。科学的な研究は、このふたつが欠けると祈りにはほとんど、あるいはまったく効果がないことを示している。キリスト教徒は「神は愛なり」と信じているのだから、愛がこめられた祈りの中には神が存在することになる。それなら、キリスト教徒は無神論者や仏教徒の行なう祈りの中にも神がおられると信じられるはずだ。

科学的調査の結果は、祈りはある特定の宗教に属するのではなく、あらゆる宗教、階級、信条に共通のものであることを示している。科学は祈りを普遍化《ふへんか》し、民主化するのである。これはまさに宗教的な寛容さの実証であり、私自身は、これこそ祈りの研究から得られた最大の成果のひとつだと思っている。

祈りは「偽りの希望」か?

しかし、祈りが治癒力をもたらすというのは、誤解をまねく表現だ、最後には結局誰でも死ぬじゃないか、と考える人は多い。その人たちにいわせれば、祈りとは単なる「偽りの希望」である。

だが「偽りの希望」という言葉にも、議論の余地がある。希望は決して偽りにはなりえないと考える人たちがいる。彼らは、ものごとが予想よりもうまくいく可能性は常にあり、実際に良い結果になると信じていれば、事態を好転させられるかもしれないと考える。また一方、多くの医師たちも含め、それに反対する人々もいる。悪性のすい臓がんの患者に、祈れば治るかもしれないというのは非倫理《りんり》的だ、と彼らは主張する。統計的にまずありえないのに、明るい結果をほのめかすのは、患者をまどわせるだけで残酷だ、というのである。

しかしどんな医療現場にあっても、希望は常に存在する。「見込みのない」患者に抗がん剤を与えるときでも、あるいは成功の確率がきわめて低い手術をするときでも、医師は「良い結果」を希望している。希望をもっていなければ、そもそも医師が治療行為をするはずはないではないか。絶望的な状況で希望をよびおこすことが、どうして医師には許され、患者には許されないのだろう?

医師はこのような罠《わな》にはまりやすい。たとえ見通しは暗くても、手術がうまくいくことを希望するのはいいが、祈りが良い結果をもたらすように希望するのはいけない、祈りを信じるのは「偽りの希望」になるが、薬品や手術を信じるのは「真の希望」だということになる。これでは希望ではなく、信念の話になってしまう。医師が実際にいっているのは、薬品や手術は信じるが祈りは信じないということなのだから。

ところで、彼らのこのような信念はどこから来るのだろう。私は、偽りの希望や祈りを批判する医師たちのほとんどは、たいてい、祈りが効果を発揮するという科学的データについてほとんど知らないことに気づいた。こうしたデータに反して彼らは、祈りに対する信頼は、単に信仰の問題にすぎないと考えているのである。現代の多くの医療現場で、祈りが偽りの希望として蔑視《べっし》されているのもうなずける。

しかしどんな場合であれ、どうして両方の手段に信頼と希望を抱くことができないのだろう？　私たちは薬品と手術、あるいは手術と放射線照射を、相《あい》反するものとはみなさない。どうして、ある治療法と祈りとを対立させなければならないのか？　医学的治療と祈りの両方にたよれば、どちらか一方を用いるよりも広い範囲をカバーできる。ある患者が私に、こんなふうに明快に書いてきた。「がんの治療プログラムを選択するのは簡単なことでした。化学療法にも効果がある。祈りにも効果がある。一方がもう一方を損なうということはないのです。だから、私は両方を選びました」

祈りは偽りの希望をかきたて、患者をそそのかして薬や手術を放棄させてしまう、と考える医師もいる。たしかに、祈りだけで病気を追い払おうとし、結果として死亡した例を探せば少しは見つかるだろう。しかし、この問題はずいぶん誇張されているようだ。実際に悪影響をおよぼした例と、祈りが治癒に結びついたり、通常医学の治療と相乗効果を上げたりした例とを、秤《はかり》にかけてみる必要がある。残念なことに、祈りを軽んじてきた人たちはめったにそれをしないのである。また、医療従事者によって希望を断たれたり、希望をもつことを妨げられたりした人が死亡したケースも計算にいれる必要がある。そういった多くの例を見れば、希望は生命を持続させうるものであり、希望がないために死ぬ人もあることがわかるだろう。

祈りは常に一〇〇パーセント効果があるわけではないのだから、偽りの希望をもたらすだけだと批判する人も多い。だがこれは実に奇妙な考え方だと思う。現代医学で知られている治療法で、一〇〇パーセント有効なものなどない。必ず効かなかった例があるのだ。

さらにいえば、ある治療法が効くかどうか、あらかじめいいあてることは絶対に不可能なのである。試してみなければわからない。この点でも、祈りは薬品や手術と違いはない。個々の祈りは効くこともあれば効かないこともあるのだ。あらかじめ知ることはできないのである。しかし、きちんとした管理下で行なわれた対照実験によって、祈りはさまざまな生物の健康に有益な影響を与えることが統計学的に証明されている以上、これを使わない手はないだろう。どうして「偽りの希望」という墓標《ぼひょう》の下に、祈りを埋葬してしまおうとするのだろうか?

私は前々から、祈りを「偽りの希望」として批判する人の多くは、(大っぴらに口にはしないし、ひょっとすると自分でも気づいていないのかもしれないが)何か個人的な理由で祈りを嫌っているのではないかという疑念を抱いてきた。よくあることだが、かつて祈りをめぐって失望するような経験をしたのではないだろうか。そういう経験をすると、人は往々にして宗教全般に反感を抱くようになる。それは無理もないことかもしれないが、そのような人は真に科学的な姿勢をもつ医師にはなれないだろう。

祈りが偽りの希望の表現かどうかを判断するなら、次のような事実を心にとめておく必要がある。

○祈りには効果がある――一三〇件以上の、適切な管理下での実験により、祈りや、祈りに似た思いやり、共感、愛などは、一般に、人間から細菌にいたるさまざまな生物に健康上プラスの変化をもたらすことが示されている。薬品や手術でも同じだが、これは祈りが常に有効だという意味ではない。しかし、統計学的にみて祈りには効果があるのだ。

○希望には治癒効果がある――信念は人間の抵抗力を高めて治癒を助ける。楽観主義は一般に良い結果をまねく。何百もの症例や科学的研究からそれは確かめられている。最近の例をひとつだけあげよう。ダートマス大学医学校の精神科医トーマス・オクスマンらは一九九五年に、心臓手術を受ける五五歳以上の患者二三二人を対象に、「宗教的な感情や行為」が果たす役割を調査した。その結果、宗教から少なくともなんらかの力となぐさめ――つまり「希望」――を得る人は、そうでない人と比べて、心臓手術後により長く生存することが明らかになっている。

○絶望によって人の命が失われる——人間を対象にした多くの研究から、人は不吉なことを信じたり、むなしさに圧倒されたりすると死にいたることもあることが示されている。

希望をめぐっては、幅広いスペクトルのようなものが存在している。一方の端では、希望は偽りであるかもしれない。たとえば心臓発作をおこした患者が明日には起きあがれるとか、がん患者が夕方までには踊り回れるようになるとかいった、極端に甘く明るい見通しがそれである。

逆にスペクトルのもう一方の端には、実際の状況とはかけはなれた暗い破滅の予想がある。(わが国の医師たちはこのような災厄《さいやく》の予言を「喪章《もしょう》」〈ハンギング・クレープ〉と呼んでいる。昔は葬式で黒い喪章をつるす習慣があったからだ。)この両極端はどちらも適切ではなく、非倫理《りんり》的といえるだろう。最良の立場は、このふたつのあいだのどこかである。

それならどこがいいのだろう? 病気の人に対処するとき、どちらの端に近づけばいいのだろう?

たとえ中立的な態度をとろうとしても、病人は私たちの態度、言葉、表情から希望や絶望を感じとるものだ。こうすればいいという原則はない。病人と向かい合うときは、個人個人が、また医師のひとりひとりが、希望のスペクトルのどこに立つべきかを見つけなければならないのである。

さいわい、「希望」を問題視するのは患者ではなく、医師の方である。私は医師としてすごしてきて、これまで何度も「偽りの希望」についての愚痴《ぐち》を聞かされてきたが、それはすべて医師の口から出たもので、患者から聞いたことは一度もない。闘病中のほとんどの患者は、自分がどんな状態にあるか、かなり正確にとらえているものだ。彼らはどうしてか、自分がこの先どうなるかわかっており、甘きにすぎる楽観主義、つまり偽りの希望にとらわれることはほとんどない。彼らの「たわごと検知器《ブルシット》」(この表現を私の前で初めて使ったのは、神学者で心理学者のサム・キーンだった)は、たいていの場合、案外うまく機能しているのである。

私は今までに何度も、病気で死にかけている患者の親戚や友人から、愛する人の見舞いに病院へ行くとき、どうふるまえばいいかとたずねられた。大いに希望を語るべきか？陽気にふるまうべきか？

しかし、ほとんどどんな場合でも、言葉それ自体は重要ではない。病人はおしゃべりではなく、愛を必要としている。だから、「偽りの希望」を与えるのが苦しいという人たちに私はいいたい――心配はいらない。希望をもたせるのがつらいというのなら、代わりに愛をあげればいい。「偽りの愛」といわれようと、愛は誰も困らせない。愛には、希望と同じように治癒の効果があるのだ。これこそまさに祈りの根本である。希望に愛がブレンドされるなら、「偽りの希望」の問題などは消えてなくなることだろう。

相手の同意なしに、他人のために祈ること

人を〝愛する〟のに許可がいると思っている人などはいない。ならば相手の同意なしに、他人のために〝祈る〟のもかまわないのではないだろうか。もしその祈りが、思いやりと愛から出たものならば。

食べ物と避難所を提供すること、危険な状態にある人を救助すること、病気で死にかけている人に手をさしのべることは、誰にもとがめられない人間の行動だ。愛のこもった祈りをささげることも、それと同じである。

しかし私は、ごくまれにだが、祈りを断固として拒否する人がいることを知っている。私の知人にも、そういう人がひとりいる。彼は人並みはずれて理知的な人物であり、知力をふるうことを何よりも尊んでいる。人が人生において果たすべき最も気高い務めは、突きつけられた問題に理性の力で立ち向かい、全力をつくして雄々しく生きることだと信じ

ているのだ。

彼は、「宗教による偽りの慰め」なるものを軽蔑しきっている。そして祈りなどにはまったく価値がないと決めつけるだけでなく、それは人が自分の問題に真正面から取り組むのを拒否することであり、一種の逃避だと思っている。人は結局のところ、自分で自分を救うしかない、想像上の神様が代わりに助けてくれることなどない、と彼はいい張るのだ。

ある女性の友人が彼のために祈っていることを知ったとき、彼は激怒し、彼女に食ってかかった。祈りなんてものは、自分の考えを他人に押しつける、恩着せがましい思い上がったやり方だ、と責めたてたのである。私にとって何が一番いいかを君が勝手に決めつけるなんて、思い上がりにもほどがある！　もう二度と人に祈りを押しつけないでくれ、と彼はきびしくいったのだった。

だが彼のいい分には奇妙な矛盾がある。祈りには効果がないと本当に信じて抗議しているのなら、なぜ祈りが彼の人生に介入してくると考えるのか？　この矛盾についてはともかく、自分のために祈ってなどほしくないという人たちは、彼のように「同意」という問題を全面に押し出してくる。この微妙な領域にどう踏み込んだらいいのだろう？

同意の問題についての私の考え方には、ふたつのポイントがある。ひとつは、前にも述べたが「愛」という要素である。もうひとつは「緊急性」だ。

あなたがグランド・キャニオンで家族と共に休暇をすごしているとする。あなたは断崖《だんがい》の端に立ち、無限にひろがる荘厳で雄大な眺めに息をのんでいる。そのとき突然、あなたの大切な友人が手すりをひょいとくぐり、数百メートルの高さの断崖に向かって、何も気づかずにぶらぶらと近づいていくのが目に入ったとしたら――? あなたは友人を危険から救うために素早く行動をおこすはずだ。彼の同意を得なければと、一瞬たりとも待ったりなどしないだろう。

祈りが関わる状況には、これと同じように緊急を要する場合もある。愛する人が交通事故にあった、夫や妻が心臓発作に見舞われた――。こんなときにその人のために祈るのは、瞬間的、反射的な行動である。私たちは考えたりせずに祈り、相手の「同意」について思い悩むことなどない。

しかし、祈りを必要とする場合のほとんどにおいては、まだ事態は進行中である。がんと診断された友人、長引く戦争、スラム街の貧困などがそうだ。そんな長期的な状況下では、祈りをめぐる倫理はまた違ってくるのではないだろうか?

どう考えていくべきかわからず、途方にくれていた私は、人の役に立つには「善《よ》き心をもちなさい」という仏教の教えに出会った。ここでいう「善き心をもつ」とは、なんの下心ももたず、相手を深く思いやるということである。祈りを行なうとき、私たちは純粋な愛からそうしているのだろうか、それとも自己の陶酔した心を他人に押しつけようとしているのだろうか？　私たちは思いやりの心から祈っているのだろうか、それとも相手をあやつる方法として祈りを巧妙に利用しているのだろうか？　私たちの共感は本物だろうか？　祈りというかたちで自分のつまらぬ意向を相手に押しつけようとしているのではないか？

そもそも祈りが効くかどうか確信がもてないのだから、祈るときにも相手の同意があるかないかなど、大して気にしない、という人もいる。祈りに効き目がないのなら、たしかに相手の同意は大した問題ではない。しかし、ひょっとして祈りが私たちが思う以上に効果があるとしたらどうだろう？　祈りが実際に効くということがたしかであればあるほど、倫理の問題は重要になってくるのである。

他人のために祈ることの倫理的な問題が、法律問題になることだってあるかもしれない。警官があなたの家を捜索しようとすれば、捜索令状が必要だ。あなたが私のために祈るとき、あなたは私のサインした同意書がいるのだろうか？　それがなければあなたは、正当な理由なしに私のプライバシーを侵害したことになるのだろうか？　将来、プライバシー権にもとづいた法律訴訟がおこされることも、絵空事ではないかもしれない。

この問題をむずかしくしているのは、祈りは治癒をもたらすのと同様に、害をもたらすこともありうるという証拠があることだ。いくつかの科学的実験により、祈られる対象が気づいていなくても、また距離が離れていても、祈ることで有機体の生物学的プロセスを促進・刺激できるのと同様に、遅滞《ちたい》させることもできることがわかっている。つまり、祈りも薬物や外科的処置の場合と同じように、副作用をおこすことがあるのだ。現在、外科医は手術をする前に、おこりうる危険を詳細に記した同意書に患者のサインをもらわねばならない。祈りにも副作用がありうるのなら、他人のために祈る人は事前に、祈りを受ける人の同意書をもらう必要があるのだろうか？

祈りが法律的にさまざまな問題をおこす可能性については、だんだん無視できなくなっていくだろう。これは弁護士にとっては福音だろうか？　法律家の仕事に、「祈禱《きとう》法」という新しい法律の分野ができるのだろうか？（祈りの力を信じる人たちは、「生活の中にまたひとつ、法律家が入り込む隙間《すきま》ができませんように」と、今すぐ祈りはじめた方がいいかもしれない。）

内科医で、「医学と祈りに関するサンタフェ研究所」の創設者であるアントニー・リッポ博士は、祈りへの同意の問題を真面目に考えている。博士は祈りに関する科学的証拠を説得力のあるものと認めている。彼は患者のために祈る前に、「自分はあなたのために祈りたい、ただしあなたがそれに異存がなければ」という旨を記した書類をわたしている。

患者が申し出を断れば、博士はその人を祈りのリストからはずすのである。この方法は実にうまくいっている。患者のほとんどは自分のために祈りたいという博士の申し出に大いに感謝し、祈りを断る人ははとんどいないのだ。

祈りと同意の問題を考えるときは、微妙で複雑な部分についても慎重に考えていく必要がある。次の体験談は、それをよく物語っている。

数年前、私の友人の夫スティーヴンはひどい自動車事故で重症を負いました。あと少しで死ぬところでした。私たちはすぐに、自分たちの教会だけでなく他の教会にも呼びかけ、祈りのグループを組織しました。手術をした外科医たちは、彼が手術に耐えて命をとりとめたことに非常に驚き、これは奇跡だといいました。彼が回復に向かう間、私たちは祈り続けました。

ところが、やり手のビジネスマンで理想的な父親、地域のリーダーだった彼が、それから変わってしまったのです。彼はそのバイタリティも人生に対する熱意も失ってしまったかのようでした。どうでもいい、という無関心な態度をとるようになりました。人にすぐケンカを売り、気むずかしくなり、まるでこらえ性《しょう》がなくなりました。それまでの陽気な人間とはまったく別人のようです。妻や子どもたちにも冷淡になりました。何もかも変でした。

十年後、彼は寿命がつきて亡くなりました。その頃の私には、毎朝二〇分間すわって瞑想《めいそう》する習慣がありました。スティーヴンが亡くなった数日後、驚いたことに瞑想の中に彼が出てきました。彼は笑いながら私の前に立ち――昔の彼のようにうれしそうに――「君たちみんなを、やっと打ち負かせたよ」というと姿を消したのです。

よくよく考えて、私はこれしかないという結論に達しました。スティーヴンはもうあれ以上生きたくなかった、あるいは生きるつもりではなかったのです。しかし彼を回復させようとした多くの祈りの力が、彼をこの世に呼び戻してしまったのです。

スティーヴンが事故にあい、彼の命を救うために私たちが祈ったのは、私たちが思念の力の強さと私たちの選択の重要性に気づくより、はるか以前のことでした。あの瞑想中の経験以来、私は他者への祈りの際に描くイメージと選ぶ言葉に、以前よりずっと気をくばるようになりました。

しかし、同意をめぐる問題の大部分を避けることができる祈りの形がひとつある。ただ「御心《みこころ》が行なわれますように」「最善の結果になりますように」「至高の善がもたらされますように」とだけ祈るならば、私たちは自分の個人的な願いを他人に押しつけることにはならない。どうこうして欲しいという言葉はいわないで、自分を超えた叡智《えいち》に訴えかけるのだ。

こうした形の祈りは、「非指向的な」祈り方と呼ばれてきた。反対に祈り手が特定の結果を願うのは「指向的な」祈り方である。このふたつの祈り方を調査した研究によれば、両方とも効果があるということだ。結果を定めることなしに、祈りによって良い変化をもたらすことも可能なのである。

愛と共にささげられた「御心が行なわれますように」という祈りは、相手の同意がなくても祈れる、最善の方法のひとつである。

祈りの研究調査のために公的基金を使うべき

祈りの研究に公的基金を使うことには異論もあるようだが、それほど大きな論点ではない。アメリカ国民の九〇パーセント以上は日常、祈りを行なっており、大多数の人たちは、祈りの研究に公的基金を使うことに好意的である。ほとんどの人は「いつもながらの税金の使い道にくらべれば、すばらしい使い道じゃないか」という。しかしここで、この問題で生じた論争についても記しておいた方がいいだろう。これから先、こうした問題はもっと注目されるだろうから。

一九九二年、議会はＮＩＨ（国立衛生研究所）内に「代替医療局」を新設した。この部局の任務のひとつは、将来性が見込まれる非正統的な各種療法の評価であり、評価に際しては次の三点に重点が置かれている。すなわち、「その療法は効果があるか？」「副作用はあるか？」「費用効果は高いか？」という点である。代替医療局は独自の研究は行なわない。外部の研究者から申請された研究を評価し、基金を与えるのである。基金を受けるためには、申請する研究に科学的な価値がなければならない。

申請認可された研究のひとつに、アルバカーキにあるニューメキシコ大学医学校の医学博士スコット・ウォーカーのものがある。ウォーカー博士は、薬物およびアルコール依存症のリハビリ・プログラムで、離れた場所からの他者への祈りの効果を評価する研究を計画した。これは、リハビリ担当者も被験者の患者も、誰が祈りの対象になっているか知らされない、二重盲検《もうけん》法による研究である。祈りは違いをもたらすだろうか？　祈りを受けた患者は、普通の治療だけを受けた患者よりも良い結果を示すだろうか？

一九九四年に代替医療局が基金を与えた研究のリストを公表すると、マスコミの関心はニューメキシコ大学の祈りの研究に集中した。アメリカの大手テレビ局のほとんどは、「実際に祈っているところを収録する」ために撮影班をアルバカーキによこす許可をウォーカー博士に求めた。博士は、すぐれた科学者なら当然のことながら彼らを追い返し、後々まで称《たた》えられるべき対応をした。「まず研究をさせてください。取材はあとでけっこうです」

この研究のニュースがひろまると、批判が噴出した。最も激しく反対したのは、ウィスコンシン州マディソンにある「宗教からの解放財団」である。この財団は保健福祉省長官のドナ・シャララにあてて、国家の税金が祈りの研究に使われることをきびしく非難し、二度と同じことが起きぬようにという抗議文を送った。彼らは、これは政教分離を定めた憲法に違反すると主張している。保健福祉省および同省長官は公式な回答をしていない。しかしこの出来事は大手通信社によって伝えられ、全米の新聞の紙面に出た。

「宗教からの解放財団」の広報担当アニー・L・ゲイラーは「私がかかっている医師が私のために祈りなどを行なっていることがわかったら、私は医師を代えます。私は医学を信じる医師の方がいいのです」と語ったが、これはつまり、医師は祈りと医学の両方を信じることはできない、無神論者は最高の医師になれる、といったも同然である。ゲイラーは祈りの効果を裏づける証拠を否定しているが、どうやらこの分野で数多くの実験結果がすでにあることを知らないらしい。

これに対しウォーカー博士らは、自分たちは祈りや宗教を売り込もうというのではないと言明した。もしなんらかの手法、療法が人間の健康に寄与するのなら、医学はそれを研究すべきだ、との主張である。彼らは、公的基金はこれまでも長い間、祈りを含む多くの宗教的行為の健康増進効果を研究するために使われてきたではないか、と指摘している。自分たちはこれまでに行なわれた他の研究の中で、有望と思われる療法を調査しているのであり、この実験はなにも新しいものではない、と彼らはいう。

前に述べたように、祈りが健康にもたらす影響についての研究に、公的基金を与えるかどうかの論争は終わっていない。反対者たちは概して、過去数十年間にこの分野で蓄積されてきた、祈りは健康に有益だということを強く示唆しているデータについての情報をあまりもっていないようである。

祈りを科学的に研究することに反対する人たちのあいだには、奇妙な同盟のようなものができている。憲法を根拠にして祈りの研究への基金投入に反対する人たちが、実験室で「神をテストする」のは異端だと信じる宗教団体と手をむすんだのである。祈りの効果に懐疑《かいぎ》的で、原則として祈りなど研究すべきではないと考える少数の科学者たちもこの同盟に加わっている。これほど毛色の違う面々をひとつにまとめあげるとは、祈りの力は実に偉大だといわざるをえない！

だがこの種の反論は、なにも今に始まったことではない。ヨーロッパの植民地だった頃のアメリカでベンジャミン・フランクリンが避雷針《ひらいしん》を発明したとき、熱狂的なキリスト教徒たちはその設置に断固反対した。彼らは、神が罪人の家に罰としてさし向けた雷をそらしてはならない、避雷針は神を冒瀆《ぼうとく》するものであり、全能の神のご意志に反すると主張したのである。こうした宗教的な根拠で避雷針に反対した人たちは、避雷針は正しい人の住まい（彼ら自身の家も多分、含まれるだろう）を守るために役立つという当然の事実にも耳をかさなかった。

祈りが健康に有益であることを裏づける科学的な証拠がもっと知られるようになれば、反対は減っていくだろう。こうした議論が続くあいだも、真摯《しんし》な科学者たちは平静に、世間の目にふれることなく、祈りが健康にもたらす効果を研究し続けている。だからといって、この研究の発展に反対する人たちは必要以上に心配することはない。研究のほとんどは、公的基金ではなく私的な基金の援助を受けることになるだろう。実験データが出そろってきて、これまでの研究が指針として役立てられれば、祈りには効果があること、避雷針と同じように、信ずる者のためにも疑う者のためにも役に立つことが、きっと明らかになるだろう。

医療過誤《かご》と祈りの活用での失敗例

一九九五年三月、全米医師会の機関誌ＪＡＭＡ（『ジャーナル・オブ・アメリカン・メディカル・アソシエーション』）に、「医師は健康のために祈りを処方すべきか？」と題した記事が掲載された。この記事は、祈りをはじめとした宗教的な行為は健康増進につながることを裏づける証拠が着々と増えている、と語っていた。全米医師会の機関誌にこの情報が掲載されたことは、実に予言的である。これは、今までにないほど多くの医師たちが、医療現場で祈りをめぐる問題に直面しつつあることを意味するからだ。

こうした進展により、いくつかの深刻な問いが浮かびつつある。祈りの力を肯定する証拠がたしかなものなら（多くの専門家はそう考えている）、医師が祈りを無視することは許されるのだろうか？　祈りに効き目があるのなら、私たち医師が、祈りが効くかもしれないと自分の患者に伝えないことは、正当化できるのだろうか？

内科医としてはたらいてきた私自身も、このジレンマに直面した。祈りを肯定する科学的証拠の数々に出会ってからというもの、私はこの大量の情報を真剣にうけとめるようになった。患者のために、祈りを活用するべきなのではないだろうか？――こうして私は、祈りを活用しないことは必要な医薬品や外科手術を用いないのと同じことになると考え、毎日、患者のために祈るようになったのである。

では、祈りを無視する医師には、医療過誤《かご》の罪が課せられる時代がやがてくるのだろうか？「医療過誤」という言葉には、絶対的な意味はない。それはある特定の地域での医療の基準にてらして、法律的に定められるものである。そういった基準は変わるものだから、医療過誤の概念も変わるし、地域によっても違う。

ある地域の医師たちが、祈りは有益だと確信し、患者に勧めはじめたらどうなるだろう？　その地域の新しい基準にしたがわない医師は、医療過誤で有罪になるのだろうか？そんなことにはならないだろう。祈りは医学的ではなく宗教的な行為とみなされる傾向があるからだ。しかし、祈りがからだにおよぼす有益な効果を裏づける科学的な証拠がもっと知られてくれば、この見方は変わっていくかもしれない。

祈りは実際に、医学的、科学的な問題である。これまでに、他者のための祈りの効果を調査する、適切な管理下で行なわれた一三〇件以上の科学的研究が行なわれてきており、その半数以上から、祈りが有効であるという、統計学的にみて有意な証拠が得られているのだ。さらに二五〇件以上の研究が、祈りをはじめとする宗教的な行為は健康を増進するという結論に達している。ますます多くの医師が、先にあげたような文献を通して、多くのデータに接するようになってきた。一九九五年三月、祈りの研究のパイオニアともいえるハーバート・ベンソン博士が企画し、ハーバード大学医学校で開催された「医学における精神性と治癒」シンポジウムをはじめとして、画期的な会議もいくつか開かれてきている。

この分野の最新の発見に光をあてる会議や科学論文が増えるにつれて、わが国の医療の基準も、祈りを正当な、科学的にも有効な手法として認めるよう変わっていくかもしれない。

祈りを勧めることが標準になったら、何がおこるのだろう？　祈りを勧めない医師は基準に反したとして罪に問われるのだろうか？　あらゆる治療と同じように、祈りを用いるにあたっても、「専門家に紹介すること」が重要になってくるかもしれない。私は内科医だから、患者に脳外科手術をすることは求められておらず、代わりに資格をもった脳神経外科医を紹介することを求められる。祈りについても同じである。医師は自分の患者のために、必ずしもみずからが祈らなくてもいい。しかしその地域で祈りが標準的な治療のひとつになってくれれば、牧師、司祭、病院付きの牧師、地域の祈りのグループなど外部の人に祈ってもらうよう、患者に勧めればいいのである。そうすることで、その医師は自分の地域の基準にしたがう義務を果たすことができる。

医療現場で祈りを真剣に取りあげようとすると、他にも法律的な問題が生じてくるかもしれない。まず前にも述べた問題だが、医師は相手の同意がなくても患者のために祈るべきだろうか？　求められていない祈りはプライバシーの侵害になるのだろうか？　また、白衣をまとった狂信的な医師が患者にみずからの宗教的な信念を押しつけ、祈りの仮面をかぶって勧誘しようとするのを、どうやって防げばいいのだろうか？

医療過誤と祈りの問題には、もうひとつ別の面がある。祈りを用いないという医療過誤ではなく、それを使うかどうかの判断についてである。祈りの科学的な実験を紹介した『ウォールストリート・ジャーナル』紙の記事で、ブラウン大学の生物学名誉教授リチャード・J・ゴスはこう語っている。「医師が私の回復のために祈りなどを行なったら、私は医療過誤で訴訟をおこすだろう」

だが、このような訴訟に勝つのはむずかしいかもしれない。前にも述べたように、医療過誤の定義は各地域の標準的な医療によって決まる。後で述べる米国国立ヘルスケアリサーチ研究所の最近の調査結果にあるように、アメリカの医師のほぼ半数は患者のために祈っているという。ならば、患者のために祈ったからといって医師を訴えるというのは、根拠が乏しいように思われる。祈りが医師のあいだで普通のことになっていれば、それは医療過誤とはみられないだろう。

また、医師が自分のために祈ったことを知って、不快に思う患者は、そんなに多いものだろうか？　ある調査によれば、患者の七五パーセントは、医師は医療の一環として精神的な問題にも関わるべきだと考えている。医師と宗教的なことを語り合いたいと願っている患者はゆうに四〇パーセントを超える。また入院患者の五〇パーセント近くは、医師が彼らのためばかりでなく、彼らと共に祈ることを望んでいる。

　こういった傾向があるにもかかわらず、祈りになど関わりたくないという医師もいる。彼らは患者に誰かに祈ってもらうよう勧めもせず、自分も患者のために祈らない。その方がいいという患者は、そういう医師を訪れるだろう。そのうち「祈りなしの治療」をうたう医師というのがあらわれるのだろうか？

　医療における祈りの位置づけについての論争で忘れてならないのは、なにものも医師に祈りを「好きにさせる」ことはできないということである。要求され、義務づけられ、強制されたような祈りには、何よりも肝心な愛と共感が欠けている。医師が患者のために祈りたいと望んだのなら、その患者は幸運だ。しかし、国中の弁護士と医療過誤の基準をもってしても、心の中にそのような余地をもたない医師の心に、共感のこもった祈りを生み出すことなど不可能なのである。

　私たちに何よりも必要なのは、医療のさらなる法律化ではなく、医療をもっと聖なるものにしていくことなのだ。

あなたは自分のために祈ってくれる医者が欲しくはないだろうか？

私は以前、椎間板《ついかんばん》ヘルニアの手術をしたことがある。腰がものすごく痛くて動くこともできなかった。他の治療ではうまくいかなかったので、いよいよ手術ということになった。外科医を選ぶにあたって一番重視したのは手術の腕前と外科医としての経験で、その医師の宗教ではなかった。祈りが上手かどうかよりも、神経外科医の正式な資格があるかどうかの方が問題だった。「あんたはメスをうまく使ってくれ。祈りについては私がちゃんとやる」という心境だったのである。

祈りの力は必ずしも聴診器をぶらさげた人間からもたらされる必要はない。医師の代わりに自分で祈ればいいし、他の人——親戚、友人、牧師、司祭——に頼んでもいいのである。

メリーランド州ロックビルにある米国国立ヘルスケアリサーチ研究所のデビッド・B・ラーソン博士らは、アメリカの医師の四三パーセントは患者のために祈っていることを明らかにした。あなたがかかっているのが、こうした医師のひとりではないとは限るまい。

多くの医師は声を出さず、ひとりきりで祈る。彼らは祈るとき、「奥まった私室にお入りなさい」(『マタイによる福音書』第六章第六節)というキリストの教えを文字どおりに受け取っているらしい。そして彼らは、このひそやかな祈りが、ベッドサイドで声を出して祈るのと同じように効果があると信じているのだ。

祈りは医療の中によみがえりつつある。それにつれて、医師としての技術にもすぐれているし、祈りの力も信じる医師を見つけることも、いずれ容易になっていくだろう。それまでのあいだ、私たちはどうしたらいいのだろう？ 医療技術にすぐれ、同時に患者のために祈ってくれる医師が見つかれば、それにこしたことはない。しかし、技術的に問題があるが祈ってくれる医師と、すばらしい医療技術をもつが祈らない医師のどちらかを選ぶことになったら、私はあなたに、技術のすぐれた医師にしなさい――そして、自分で祈りなさい――とお勧めしたい。もしあなたが脳腫瘍にかかり、周辺に神経外科医がひとりしかいなかったら、その人が祈らないからといってリストの名前を削除してしまうのは得策ではないだろう。

医療が必要になったとき、ほとんどの人は自分と同じ宗教をもった医師にかかりたがる。しかし、治療してくれる医師に、自分の宗教にもとづく要求をしすぎないよう気をつけなければならない。

私たちとは別の神々を信仰する文化にも、偉大な医師たち——たとえば西洋医学の父として伝説的な存在のギリシャ人医師ヒポクラテスや、偉大なペルシァ人の医師アヴィセンナなど——が存在したことを忘れてはならないのである。優秀な医師の中にも、特定の神には祈らないか、あるいはまったく祈らない人がいるのは当然のことだ。

私は一神教以外の信者、あるいは無神論者で非常にすぐれた医師を何人も知っている。彼らは心から患者のためを思い、患者から愛されている。私はまた時計のように正確に祈る医師も知っているが、患者たちは彼のことが我慢ならないという。すぐれた治療技術は、特定の大学の医学校を卒業した医師だけがもっているわけではない。それと同じように、特定の宗教の信者や祈る人だけがすぐれた治療技術をもつわけでもないのだ。

私が患者になったとしたら、他の条件がすべて同じなら、私は祈ってくれる医師の方を選ぶだろう。しかし条件が同じということはめったにないので、私は、教会に欠かさず通うけれども手術室では不器用な医師より、船乗りのような悪態をつく無神論者であっても、腕のたしかな医師を選ぶ。

祈るだけで立派な医師になれるのなら、あしたにでも医学校をなくしてしまっていいはずだ。しかし、やはり私は、医学校をなくしてはならないと思わざるをえないのである。

第3部

祈りとは何なのか？

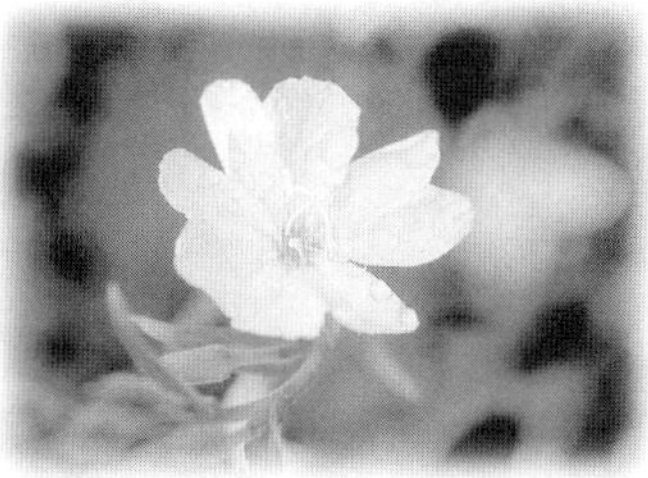

宇宙そのものが祈りである

祈りはいつどこで始まったのか、誰も知らない昔から行なわれている。二〇〇〇年ほど前、ギリシャの歴史家、伝記作家のプルタルコスは、この事実に愕然《がくぜん》とした。彼はこう書き記している。「世界中を歩けば、城壁のない町、文字のない町、富のない町、貨幣のない町、学校や劇場のない町を見つけることはできる。しかし神殿のない町、あるいは礼拝や祈りに類することをしない町を見た者など誰もいない」

多くの科学者たちは、祈りの起源を進化生物学の考え方で説明しようとする。生物が生き、繁殖していくうえで助けとなる特質や行動様式は、時を超えて存続するという。長期的には、鋭い視力、素早さ、すぐれた筋肉のはたらきは、悪い視力、動きのにぶさ、不器用さを淘汰《とうた》して受け継がれていくのである。祈りが人間の長い進化のプロセスを生き抜いてきたということは、祈りがそれを行なう者になんらかの利点を与えてきたということである。そうでなければ、とっくに捨て去られていたはずだ。ならば、祈りはどんな利点を人間に与えてきたのだろう？

飢餓と死への恐れが常に生活の中に存在するきびしい環境にあって、太古の昔から人類が祈りたいという衝動にかられたことは推測できる。彼らは助けを求めて、聖霊や神々といった、人間を超えた想像上の存在を思い描くようになったのだ。だとすれば祈りは、恐れと絶望にその起源をもっているのかもしれない。

皮肉な見方をする人たちは、人間は今も基本的には同じ理由で祈っているという。治癒を祈るにせよ、宝くじに当たることを祈るにせよ、私たちははるかな祖先がしたのと同じように、自分の外に存在するものに助けを求めるのである。

しかし、祈りが幻想や自己欺瞞《ぎまん》にすぎないとしたら、なぜ今も存在するのだろう？進化の長い過程で、なぜ消滅しなかったのだろう？進化論者にとっては、答えは簡単である。祈ればやがて助けがやってくると確信していれば、人は望む結果を手に入れるためにもっとがんばるものだ。幻想であろうとなかろうと、祈りは私たち自身により多くの努力をさせ、望みを実現するよう励ますのである。だから祈る人は、生きるか死ぬかのゲームで有利になる。このように人間に利点を与える行動パターンはすべて受け継がれていくのだから、祈りは今も存在するのである。

ここまでの理屈はいかにももっともらしいが、進化生物学では説明できないことがある。生物学者たちは、「非局在的《ノンローカル》な」、つまり「離れた場所からの」祈りに効果がある理由を、まったく説明できないのである。彼らは初めから、心は脳と肉体の束縛からのがれることはできないから、そういう効果はありえないという。だが問題は、現にそれがおこるということだ。現代の実験室で数多くの実験をした結果、祈りは離れた場所からでも、「非局在的に」効いたのである。

　生物学者たちのいっていることは、ある程度までは正しい。たしかに、祈りは祈る人間にひとつの「利点」を与える。しかしその利点は、欲望を実現するために人を「がんばらせる」ことだけにあるのではない。祈りは、人間の意識の範囲を大きく拡《ひろ》げるのである。祈りとは、私たちが肉体という境界を超え、神のように、すべての場所に——非局在的に——存在するための方法なのである。

　しかし離れた場所からの祈りにみられるような、意識が非局在的に、離れた場所からでもはたらく力は、人間だけのものではない。動物や鳥も遠距離からものを知ることができる。たとえば、迷子になった動物が、行ったこともない場所にいる飼い主のもとへ、まちがえることなく何百マイルも何千マイルもの旅をしたことを、くわしく伝えている実話はいくつもある。

これらの話は「帰巣《きそう》本能」や、太陽や星を頼りに方向を見つけたという仮説や、脳内に地磁気を感じる部位があるという説だけでは説明がつかない。これらの動物がもつ非局在的な知力も、祈りの一種なのかもしれない。それは私たち人間が他者のために、離れた場所から祈るときに使う力と同じものなのかもしれない。

祈りの起源は、人間や動物や鳥よりももっと根元的な、自然の奥深くにあるのではないだろうか？　あるいは祈りの起源は、物質そのものまでさかのぼるのだろうか？

あらゆる科学の中で、非局在的におこる出来事について実験的な証明がされているうちでも、最も根元的な領域は原子の内部である。接近していたふたつの電子をはるか遠くに離しても、一方の電子におこった変化は即座に他方にもおこる。どれだけ距離が離れていても同じであり、宇宙の両端同士でもかまわない。電子はお互いに「話し合う」わけではない。ふたつの変化は一瞬のうちにおこり、両者のあいだにいかなる種類の信号をやりとりする時間もないのである。ふたつの離れた電子は、ある意味でひとつであるかのように、一体として結ばれているかのようにふるまうのである。これは今までに解明された中で最も根元的な「結びつき」だろう。どれほど離れていても、これらふたつの存在は完全に共鳴しあうほどに深く結びついているのである。（三七〜三八ページ参照）

原子内部の素粒子が互いに呼び合うのは、祈りのひとつの形なのだろうか？　そう考えれば、いわば宇宙そのものが祈りの力であるともいえよう。

古いことわざにこんなものがある。「宝を隠したければ、よく見えるところに置いておきなさい」原子内部の粒子が非局在的に共鳴することが一種の祈りの力ならば、祈りは私たちの周りのあらゆるところに、そして私たちの中にもある。私たちはそれに満たされている。原子や元素が私たちのからだを作っているのだから。私たちは祈りを食べ、飲み、呼吸している。祈りとは私たちがする行為だけではない。それは私たちの存在そのものなのだ。

目を開いて、その宝を見つけることができないものだろうか？

祈りとは、ひとつの心の態度である

私の大切な友人アンは、まだ五歳である。この子の両親は熱心なクリスチャンで、彼女をよく教会につれて行く。当然、アンは祈りに関してはプロであり、私にとっては精神的なことについてのよき情報提供者になっている。時として彼女は、私の予想以上に多くのことを教えてくれる。

ふたりでおしゃべりしていたあるとき、アンは私に深い問いを投げかけた。「ねえラリー、どうしてみんなはお祈りのときも、あんなにうるさくしゃべってるの？」

アンの問いは私を根本に立ち返らせた。祈りとは本当は一体何なのだろうか？　私たちはどうして、祈りが「しゃべること」と結びついていると思い込んでいるのか？

「祈りとは語ることだ」という考え方は、アメリカでは子どもの頃の食前や眠りのときのお祈りからくるものだ。そして大人になるまでには、祈りはすっかり「うるさいおしゃべり」のようなものになっている。長い年月をかけてつくられた私たちの祈りの概念には、祈りとは言葉をともなうものだという思い込みの他にも、たくさんの要素が入ってくる。それは多くの場合、こんな形になっている。

「祈りとは、白人男性が、天におられる父にむかって、声高らかに、あるいは声に出さずに語りかけることである。この天なる父は、英語で話しかけられることを好む」

実際にわが国のほとんどの人はこう考えているが、こうした祈りの概念には大きな問題がある。何よりもまずいえるのは、イエス・キリストもキリスト教の創始者たちも、英語を話してはいなかったという事実である。他の主だった世界の宗教の創始者たちも、やはり私たちの話す英語に堪能《たんのう》なわけではなかった。

性別はどうだろう？　男神のイメージをうかべて祈るのではなく、女神に向けて祈る人も多い。祈る対象である全能の神が擬人化《ぎじんか》されていること（たとえば「神は聞いておられる」というういい方など）はどうだろう？

いかなる形であれ、祈りを語りかける対象としての人格神の存在を認めない人は世界に何百万人もいる。たとえば仏教徒もそうである。前に述べたように、仏教は神を信じる宗教ではない。仏教徒は一個の人格神に祈るのではなく、宇宙そのものに祈るのである。チベットやネパールの仏教徒は、歩きながら、経文の書かれた棒付きの車（マニ車）をくるくる回して、常に祈っている。このような祈りは偽物なのだろうか？　仏教徒は「本当に」祈っているのだろうか？　多くのキリスト教原理主義者はキリスト教徒以外の祈りは本物ではないと主張するが、仏教徒にあなたの祈りはまちがっているなどといったら、彼らはショックを受けるだろう。

また、どうして私たちは祈りの概念に人種をもち込むのか？　この地上で祈っている人たちのほとんどは白人ではないから、おそらく心に白人の全能なる神の姿を描いてはいないだろう。人間の形を与えられ、極度に人格化された神のイメージを、どうしようもなく幼稚だと考えている人たちは何百万人もいる。その人たちはむしろ、普遍《ふへん》的な秩序、荘厳さ、美を感じること、いいかえれば宇宙の神聖さと荘厳さに心ひかれているのである。

アンの問いに話をもどそう。祈りは語りかけの形をとるべきものなのだろうか？　言葉をともなわなければならないのだろうか？　ある女性が私にこんな手紙をくれた。「私は祈りたいと心から思っています。でも祈りを言葉にできないのです。言葉は不必要で、馬鹿げたもののように感じられるのです」オスカー・ワイルドも言葉について同じような疑いを抱いていた。彼はこう書いている。「私は神をうんざりさせたくない。だから話しかけたりはしない」

最もシンプルに考えれば、祈りとは、ひとつの心の態度であり、「――をすること」ではなく、「――である」という「あり方」の問題である。祈りとは、方法はどうであれ、神とふれあいたいという欲求である。神とつながりたいという欲求を感じたとき、言葉を使おうと使うまいと、私たちは祈っているのだ。

だからといって、むろん言葉が悪いというわけではない。人はしばしば、神、女神、聖なるもの、宇宙、絶対なるものとの一体感を、ぜひとも言葉で表現したいという思いにうながされ、声を出して語ったり歌ったりする。言葉を使う必要を感じたら、使うべきである。しかし祈りの本質とは、日曜日の朝や、食事の前や、床に就《つ》くときに、あなたが口にすることそれ自体ではない。祈りの本質は、「われらが父よ」とか「マリア様」、あるいは「汝に――」や「汝は――」などという言葉を超えたところにあるのである。

アンは大切なことに気づいていた。祈りは「うるさいおしゃべり」でなくてもいいのだ。祈りは心の態度なのだから、目に見えず、耳に聞こえず、静かなものでもいいのである。カトリックの作家で修道士でもあるトマス・マートンはこういっている。「息をすること自体が私の祈りだ」

私たちはアンのおかげで、祈りの定義をこんなふうに拡《ひろ》げることができる。

「祈りとは、〝絶対なるもの〟とのコミュニケーションである」

この定義は意図して、幅のあるものにしてある。「コミュニケーション」の定義は、それぞれの人がふさわしいと思うように決めることができる。また、「絶対なるもの」についても、人それぞれのイメージがあっていい。その存在は超越的であると同時に内在的、つまり「あそこに」も「ここに」も在《あ》ると考えることもできる。

祈りに際しては、人はこれらの空白をもった部分を好きなように満たしていいのである。

祈りとは、「あるがまま」にあるべきものである

ある大病院の外科部長をつとめる医師が私にこういった。「これまでの人生のほとんどを通して、私は祈りの効果など信じていませんでした。そんなものは大学の医学校に入ったときに、どこかへ置いてきたと思っていました。でもそうではなかったことに気づいたのです。私はいつも、手術をするたびに、患者のために祈っていたのです」

そして彼は、自分の祈り方を語ってくれた。彼にとって祈りとは、手術室に入る前に患者に対して抱く、心からの思いやりと共感である。こうした感情は、自分が患者とだけではなく、手術に関わるすべてのメンバーとつながっているという一体感を彼の心に生み出す。この一体感に支えられて、彼は自分の仕事の意義と目的を深く心に感じ、この手術は単に技術をふるう以上のものなのだと自覚するのである。

「祈ることはやめた、ずっと祈ってこなかったと、あなたが思い込んでいたのはなぜなのでしょう?」と私はたずねた。

「私は子どもの頃から、祈りを、ただ言葉や語りかけと結びつけて考えてきたのです」と彼は答えた。「祈りというのは、口に出していうもの、それも、何かを得るためにするも

のでした。祈りとは、わがままを言葉にしたものだったのです。そんなものには愛想がつきたので、もう利用するまいと思ったわけです」

彼は続けて、祈りに対する見方がどうして変わったかを話してくれた。

「手術中の私は、自分が目の前でおこっていることに、完全に没頭しているのを感じます。手術がむずかしければむずかしいほど、その感じは強いのです。メスと患者と私が完全につながって、一体化しているように感じることさえあります。多くの場合、そこには畏敬《いけい》の念が生まれます。何といったらいいか――言葉ではとても表現できません。私にとっては、このような体験のすべてが祈りなのです。私がいったりしたりすることではなく、私が感じることが祈りなのです」

この外科医のことばは的《まと》を射《い》ている。祈りはしばしば言葉を超えるのだ。しかし、声に出して祈ることがいつもまちがいだというわけではない。そうしたいという思いに動かされたなら、山の頂きから祈りの言葉を叫んでもいい。それが自分の気持ちにぴったりくるのなら、祈りの言葉に美しい音楽をつけて、賛美歌にしてもいい。言葉は神から与えられたすばらしい贈り物である。祈りに使って悪いはずはない。

ただし、誰もが言葉を使う技術に巧みなわけではない。私たちはこのことに感謝すべきだ。世間の人すべてが雄弁家だったら、この世はとても耐えられないものになるだろう。

だから、私たち人間がいろいろなやり方で、祈りに自分の気持ちをこめるのはごく当然なことなのである。多くを言葉による人もあれば、あまり言葉によらない人もいていいのである。

祈りとは言葉なのか？　それとも沈黙なのか？　祈りとは、「あるがまま」にあるべきものだ。私たちの内から祈りがほとばしり出てきたなら、その流れが一番自然に進むような川筋なり水路なりを行かせてやるべきなのだ。そこに堰《せき》やダムを作ってしまうと――たとえば祈りは絶対に言葉にするべきだとか、黙ってするべきだとか、雄弁に唱えるべきだ、音楽的であるべきだ、儀式的であるべきだ、陽気であるべきだ、深刻であるべきだと決めつけると――いろいろな問題がおこってくるのである。

祈りを囲いの中に閉じ込めてしまえば、先ほどの外科医のように、「自分の祈りの形が宗教の基準に合わないから、自分は祈っていない」と思い込んでいる人たちは、閉め出されてしまうのである。

祈りのための祈り

願わくば、祈りをあるがままのものとして行なえますように

人の心の無限の有りように
　寄り添うものにできますように
何よりもむずかしいわざ、人に口出ししないというわざを
　私たちが学べますように
私たちが祈りを導こうとするのではなく、
　祈りに導かれますように
祈りが「あるがまま」であるよう、私たちが
　祈りそのものを行なえますように

願わくば、祈りをあるがままのものとして行なえますように

宗教と祈りを区別する

宗教をもたなくても祈ることは可能であり、祈らなくても宗教をもつことはできる。

祈りと宗教はしばしば混同される。あらゆる文化において、祈りも宗教も、形式的な儀礼や儀式と密接にからみあっているからである。しかし、最も簡素なかたちの祈りにおいては、聖堂も教会も司祭も牧師も必要ではない。これまでも今も、祈りとは心の問題――絶対的な存在とコミュニケートしようとする人間のこころみ――なのである。

しかし宗教は、祈りに力を与えることができる。そして祈りを必要とするのと同じように、儀礼や儀式を必要とする気持ちは、人間の性質に深く根ざしている。ベネディクト派の修道士ブラザー・デビッド・スティンドル―ラストがいうように、人々が宗教にひきつけられるのが「必然的な」ことなのは、おそらくそのためだろう。多くの人にとって、宗教に入信することは祈りの力を培《つちか》うことであり、入信と祈りは表裏一体なのである。

しかし、どんな宗教にも原理主義者はいるもので、彼らはその特定の宗教の一員でなければ「真の祈り」をすることはできないと思い込んでいる。このような主張を論破するのは簡単である。すでに見てきたように、祈りの効果については、厳密な実験条件のもとで、研究室でテストすることができる。そして、いろいろな宗教を信じる人たちの祈りをテストすれば、多くの宗教の祈りが効くことは明らかなのである。事実、**テストにおいては、ある人の宗教的信念の種類と、祈りの結果や効果とのあいだには、まったく関係はないのだ。**

祈りが効くために最も重要な要因は「愛」であり、祈りにともなう宗教ではない。このことは、「唯一の真実の神」の存在を信じるキリスト教徒が、さまざまな宗教の祈りが効くという事実を受け入れるべき根拠になる。

キリスト教徒は「神は愛なり」と信じている。実験で祈りが力を発揮するために、愛が不可欠だったのであれば、キリスト教の神はそれらの祈りすべての中におられるのではないか？　そう考えれば、キリスト教徒は自分たちの祈りにくわえて、すべての祈りの中に神の存在を見いだすことになる。それなら、彼らは自分たちの伝統の正しさを確かめられるし、他人の祈りをも非難しないですむのである。

からだは祈りと瞑想を区別しない

瞑想も祈りも心から発するもので、両者のあいだには違いよりも共通点が多い。たとえば、キリスト教の祈りでイエスやマリアの名をくりかえし呼ぶことと、仏教のいくつかの宗派で、特別な意味をこめられたマントラ（真言《しんごん》）をくりかえすことを比べてみてほしい。どちらの行をおこなっているときも、しばしば人は静穏《せいおん》な感覚と、何か偉大なるものとつながっているという感覚に心を満たされる——それが神、女神、仏、宇宙、絶対者のどれであろうと。

一九七〇年代、ハーバード大学医学校の心臓血管専門医ハーバート・ベンソン博士は、各種の療法——キリスト教の祈り、超越瞑想（TM）、バイオ・フィードバック、催眠療法、自律訓練法や進行的リラクセーション、といった数々のリラクセーションの方法に、からだがどう反応するかを調べた。そしてそれらすべてにおいて、人体が共通した反応をみせることを発見し、これを「リラクセーション反応」と名づけた。その反応とは、心拍数、血圧、呼吸数の低下、すなわち酸素消費量と呼気中の二酸化炭素量の減少などである。そこでベンソンは、私たちの知性は祈りと瞑想を区別するかもしれないが、からだはそれらを区別しないと結論づけたのである。


祈りと瞑想のあいだに、実験的な違いはあるのだろうか？　過去三〇年間に、さまざまな宗教をもつ人たちを対象に、祈りについての数多くの実験がなされてきた。その中には、ひたむきなキリスト教の信者、東洋の宗教に帰依《きえ》した人々、さまざまな信念をもつ瞑想家、さらには非一神教の人々も含まれていた。実験に際し、彼らは与えられた課題を果たすためにどんな心理的な方法をとってもいいと告げられた。そこでの課題とは多くの場合、人間やその他の生物の健康を増進させるというものである。

こうした実験の結果が示しているのは、どの人たちも多くが課題を達成できたということ、そしてすでに述べたように、各人の宗教的立場とその人が行なった心理的なはたらきかけの効果とのあいだには、なんの関係もないということである。

祈りのような宗教的な行為と瞑想のあいだにくさびを打ち込むのは、人間であり、その偏見なのである。私たちのからだはそれほど教条的ではなく、もっとずっと賢いのだ。

日常にある魔法

歴史を通して人々は長いあいだ、祈りを、「物」を手に入れるための手段のひとつと考えてきた。神が私たちの富に関心をもち、祈りに応《こた》えてくれるのなら、私たちはあり余るほどの贈り物をもらえるのだろうか？　ある雑誌にこんな記事が載っていた。

メルセデス・ベンツやたくさんの有価証券は、神の恩寵《おんちょう》のしるしだろうか？　聖書には、富める者が神の国に入ることのむずかしさや、「不浄の富」はあらゆる邪悪の根源であることがきびしく記されている。しかし、金融大手のルーテラン・ブラザーフッド社が行なったアンケートに答えた世帯主の七〇パーセントは、自分の経済状態を神の思《おぼ》し召《め》しだと考えている。そのうち四九パーセントの人たちは、より多くの富を求めていつも祈っているという。

テレビ伝道師のロバート・ティルトンは、全能なる神の気前のよさには際限がないといっている。「そうとも！」彼は少しの皮肉もこめずに言い放つ。「契約の中で神様に何をしてほしいか、実際にいっていいんだよ。ステップ・ワン。神様から何をもらいたいかはっきり知らせること。新しい車。新しい仕事。ひきしまったからだ。家。お金」それから最後に――「魂の救済」。

自分勝手な祈りがまねく予想外の結果は、多くのジョーク好きや漫画家のネタになっている。神が私たちの勝手な願いをいかに軽蔑しているかを示すジョークを、ひとつあげよう。

神は天空の竈《かまど》からひとりの男を取り出す。その男は生まれ変わって次の人生を送るために、竈の中で時を待っていたのだ。出てくるなり、男はいう。「いいかい、今度は、週休三日の仕事と、五〇ドルの時給と、健康保険と、退職金と、年に二ヵ月の休暇と、昇進と……」神はその男を竈にもどしていう。「まだ生焼けだな」

作家オルダス・ハクスレーは『永遠の哲学』の中で、人間が自分勝手な祈りで神を困らせることを辛辣《しんらつ》に皮肉っている。

願いごとをかなえてもらうコツを身につけるには、神を知ることも神を愛することも必要なく、（……）ただ自分のエゴと欲望が重要なのだという焼けつくような感覚をもって、宇宙のどこかにいる自分以外の何かの存在が口車にのるか脅《おど》しに屈して、その欲望をかなえてくれることを確信していればいいのだ。必要を満たすだけの信念としつこさをもって「御心《みこころ》が行なわれますように」とくりかえせば、遅かれ早かれなんらかの方法で、欲しいものは手に入る。私の意志が神の御心とたまたま一致するかどうか、そして欲しいものを手に入れるにあたって、私が精神的、倫理的あるいは物質的にも良きものを得られるかどうか、それは私にも前もって答えられない。長い時が過ぎてのち、わかることになるのだろう。（……）「主の祈り」の第三条〔「御心《みこころ》が行なわれますように」〕は、毎日何百万もの人たちによってくりかえし唱えられている。それも自分の望み以外、どんな望みも御心に行なわせるつもりのない人たちによって。

ハクスレーのいったことは正しい。私たちは、望むものを手に入れるために、あまりにもずるいやり方で祈りを利用している。たとえば、こんな男性の話がある。彼は一〇代の頃、「自動車をください」と祈った。自動車が手に入らなかったとき彼は、その祈り方では神は役に立たないことに気づいた。そこで彼は自動車を盗み、「私の罪をお許しくださ い」と神に祈ったという。

「正しい人はなんの見返りも求めずに神を愛する」と、中世ドイツの神秘家エックハルトはいっている。祈りから願いごとを除き去り、何よりも愛と感謝をさし出せば、驚くべき結果がもたらされることがある。次にあげるのは、ニューヨーク市のベス・イスラエル病院の医師ベッツィ・マグレガーが臨床の場で経験した話である。

オートバイのひどい事故で運ばれてきた一七歳の少年がいました。複雑骨折で、とうとう骨に感染症をおこして、膿《う》んだ瘻《ろう》が片脚にできてしまいました。外科医は、感染部位を取り除こうとして彼の骨と肉をけずりとりました。最後には、太ももにこぶしが二つ入るほどの空洞があいてしまいました。

整形外科医が毎日包帯をとりかえにくるのですが、ものすごく痛がりました。その子は恐怖と痛みにわれを忘れ、泣きべそをかき怯《おび》えきっていました。私は彼の痛みに対処するため、薬とリラクセーションによる治療を始めました。そして事故にあう前は、彼がどんな夢や希望をもっていたか話し合うようになったのです。

私が、「神様にお祈りしてる？」とたずねると、彼は、「うん、からだを治してくださいって必死で頼んでるよ」といいました。私は、「お祈りには、泣き言をいって頼み込む以外のやり方もあるのよ。自分には治ることがとても重要なことなんですって、神様にいってみたらどう？」といってあげました。

やがて、何ヵ月かたったある日、彼は私にこういいました。「ねえ先生。この二、三日、前とぜんぜん違うふうに祈ってるんだ。『神様、僕はどうしても治る必要があるんです。ただ治してください、と頼んでいるんじゃありません。しなくちゃならないことがあるから、治らなければならないんです。あなたが僕の治るのを助けてくださることが、とても重要なことなんです』こんなふうにね」

こう話す少年の口調は、前とはまったく違っていて、私は驚いてしまいました。彼の言葉は、不安や絶望からではなく、心の中にある強さから出てきたものでした。そして彼は感染症から回復し、傷も治って退院できました。初対面のときの泣き虫で無気力だったあの子とは、まったくの別人になってね。

また、物質的なことを望んだのに、代わりに思いがけない幸せを手に入れることも、たびたびある。求めたものは得られなかったかもしれないが、求めたものを得られない代わりに、もっとすばらしい贈り物を受け取ることがしばしばおこるのだ。
次にあげる「無名の南軍兵士の祈り」は、それをよく示している。

大事《だいじ》をなすための力を与えてほしいと神に願ったのに
従順さを学ぶようにと弱い人になった

偉大なことができるようにと健康を望んだのに
より善《よ》きことができるようにと病弱さを与えられた

幸せになるために富を求めたのに
賢くなれるようにと貧しさを授かった

人々の賞賛を得ようとして力を求めたのに
神の必要を感じるようにと弱さを授かった

生活を楽しもうとあらゆるものを求めたのに
あらゆることを喜べるようにと生命だけを授かった

求めたものは何も与えられなかったが
願ったことはすべてかなった

こんな私なのに、声に出していわなかった祈りもすべてかなえられ
私は誰よりも豊かな神の祝福を受けた

物質的なことを求める願いがかなわなかったという経験は、私たちがすでに持っているもの——平凡な生活の中に隠された、魔法のような出来事が一瞬一瞬積み重なった人生——を、よりしっかりと見つめるきっかけを与えてくれる。

一体どんな物質的なものが、今ここにあるものの素晴らしさを増してくれるというのだろう? あらゆる瞬間が、すでにある意味では完全なのだと気づけば、私たちの目は、よりよい〝未来〟を求めて祈るときのように、未来にさまようことをやめるだろう。感謝の念と共に、今この瞬間にとどまることを学ぶだろう。——そして作家マーガレット・ボナ

ーノがいうように、「いつまでもずっと幸せに暮らすためには、毎日を積み重ねるしかない」ことを知るだろう。

祈りとは、何かを得るためのものではない。その時その時を心に刻《きざ》み、平凡な日々にひそむ魔法に気づくことなのである。作家のアデア・ララがこういっている。「平凡な生活がもつ宗教的な力強さ――モップをかけたばかりの床、きれいに重ねて置かれた皿、一列に干されて風にひらひら吹かれている洗濯物などに感じる、ある種の崇高《すうこう》さに、やっと気づきはじめた人たちがいる。私もその一人だ」

祈りは、私たちが光にみちた日常生活の単純さを、深く味わうのを手伝ってくれる。仏教の警句も、私たちにそれを思い出させてくれる。

「法悦《ほうえつ》を感じ得た後は、さあ、これから洗濯だ」

第4部

祈りはどうあるべきか

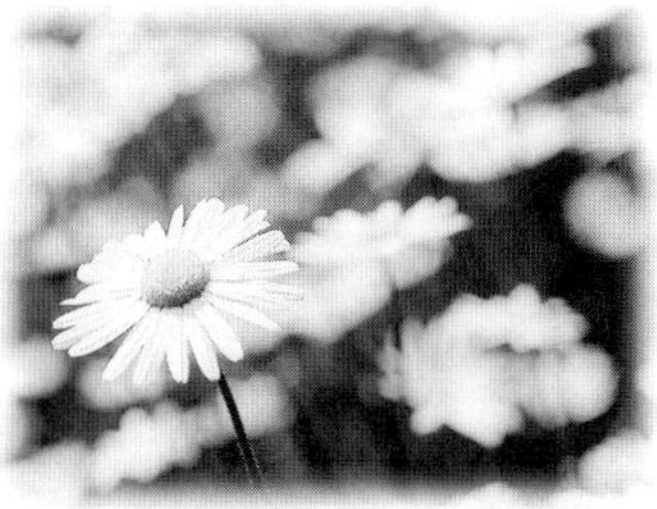

「お墨付《すみつ》き」のようなものは、祈りでは意味はない

祈りは、誰でも堂々と参加できる行為である。初めて祈るのか、何百万回目かに祈るのかは関係ない。それでも、ふつうの人より技術的にすぐれた祈り手はいるのだろうか？これに関しては二つの見方がある。

レイキャヴィクにあるアイスランド大学で心理学の教授をつとめるエルレンドゥール・ハラルドソンが一九七〇年代はじめに入念な実験を行なった結果、複数の治療家たちがもたらした祈りの効果には、技術的な要因による差が認められた。この実験は、七人の被験者が祈りによって試験管内のイースト菌の成長を促進させる能力を調べるものだった。七人のうち三人は治療家（一人はスピリチュアルなヒーリングの専門家で、一人はスピリチュアルなヒーリングをとり入れている医師）で、あとの四人は、治癒のための祈りをしたこともなければ興味もない学生だった。

実験には総計二四〇本の試験管を用い、うち一二〇本を祈りの対象に、残り一二〇本をコントロール群（対照群）とした。各被験者は、自分の前に置かれた試験管に向かい、自分が適当と思う精神的な方法で試験管の培養液の中にいるイーストの成長をうながすはたらきかけを、一回一〇分で数回くりかえした。被験者は試験管に触れることは許されず、一フィート以内に近づくことも禁じられていた。そして二四時間後、各試験管内のイーストの成長を熱量計で測定した。測定は、どれが祈りの対象となった試験管でどれがコントロール群の試験管かを知らされていない実験助手が行ない、さらにもう一人の実験者が別途行なった。

実験チームの結論は、「精神の集中、精神的なはたらきかけ（いわゆるスピリチュアルなヒーリング）は、イーストの成長に影響を与えることを、実験結果は証明している」というものだった。分析の結果、成長促進効果が偶然によるものとも考えられるのは、一〇〇例中二例以下だった。効果を示した例の大部分は、三人の専門的な治療家によるものだった。各被験者の結果を個別に分析したところ、この三人では偶然に効果が生じた確率は一万分の四未満だったが、学生たちがもたらした効果はすべて偶然と判断された。

第1部で紹介した、祈りを対象とする研究機関スピンドリフトが行なった一連の実験では、祈りについて千差万別の経験をもつ人たちに、種子の発芽率を高めることと、イースト培養物の代謝活動を高めることを課題として祈ってもらい、技術的な要因について調べた。ここでもアイスランドでの実験と同様、経験をつんだ被験者の方が、より大きな効果を上げた。これらの実験は、スピリチュアルなヒーリングにおいては(そうした治療を行なう人々の多くは、祈りを基礎においている)、訓練、興味、経験がものをいうことを示している。

祈りに技術的な要因があるとしても、おかしいことではない。祈りには集中した精神状態がともなう。それは内的な静けさ、落ち着き、穏やかさの状態でもある。自分の心を鎮《しず》めようとしたことのある人なら誰でも、それがどんなにたいへんなことかわかるだろう。十六世紀スペインの修道女だったアヴィラの聖テレサは、このような精神状態に到達することを、暴れ馬を乗りこなすことにたとえている。仏教では、私たちの落ち着きのない日常の精神状態を「猿の心《モンキー・マインド》」と呼ぶ。しかし、何事も練習すれば上達する。祈りや瞑想をすればするほど、心は穏やかになるのである。

祈りに関する数々の実験は、「愛」が、祈りの効果を左右する重要な要因のひとつであることを示しているが、治療家が経験する患者との一体感の根底にも愛がある。ほとんどの人は、自分の一生を通じて、いかに愛するかを学んでいくものだ。そうであれば、私たちの愛する力が深まっていくにつれて、祈りの力も大きくなっていくのではないだろうか？　また、私たちの愛の一貫性についてはどうだろう？「愛とはパンのようなものだ。それは日々いつでも、新しいものでなければならない」という古いことわざがある。祈り方を学ぶことはきっと、愛すること——深く、偽りなく愛すること——を学ぶことなのだろう。

これに相《あい》反する考え方として、誰の祈りも等しく有効であり、祈りには技術的な要因は存在しないという意見がある。その例として、ある女性から私にきた次の手紙がある。

祈りにおいて、経験が違いを生むと考えるのはまちがっています。祈りは、誰もが対等に競える競技場です。祈るとき、私たちはみな同じなのです。大切なのは、心から、愛とまごころをこめて祈ることだけです。司祭や牧師を頂点にし、それ以外の人間を底辺にすえてしまうような階級制度を、祈りに持ちこんではなりません。それは祈りの本質に反することです。経験が祈りに果たす役割を強調すれば、初心者、つまり初めて祈ろうとする人たちを、ためらわせてしまうでしょう。私たちは、祈ろうとする人のやる気をそぐのではなく、祈るように励ますべきなのです。

しかし私は、このふたつの考え方がお互いに相容《あいい》れないものだとは思わない。技術的要因というのは、ほとんどすべての人間の営みにともなう——料理からビリヤード、愛を交わすことにまで。それらの分野に技術的要因があるといっても、それは人々がその活動に取り組むのを妨げたりはしない。誰でも祈ることができる。訓練のレベルは関係ない。大切なのは、まず「始めること」である。

真の祈りとは心から発する誠実なものだということには、誰もが同意するだろう。これは、初心者でもベテランよりも祈りの効果を上げられるかもしれない、ということだ。初心者たちにとって祈りは、機械的で習慣的なものではなく、みずみずしく新しいものなのだから。

聖書は率直に、「正しき人の祈りはより多くの効果をもたらす」（欽定《きんてい》訳聖書・五—一五）と語る。「その方面で多くの経験をつんだ、正しき人によって完璧に行なわれた祈りは、より多くの効果をもたらす」とは書かれていない。祈りはベテランだけのものではなく、初心者のものでもあるのだ。

おそらく、ぞんざいで軽々しい百万の祈りよりも、たったひとりの誠実な人の祈りの方が、多くの効果をもたらすだろう。初めて祈る人が心をこめて祈る方が、面白くない一日をすごしている祈りの上級者が祈るよりも、良い結果をもたらすことだろう。

もし病気になったら私は、私が愛し、私を愛してくれている人たちの祈りを望むだろう。

同情と共感をもった人たちに、私の味方になってほしいと思うだろう。その人たちが五〇年間祈り続けてきたか、きのう祈りはじめたばかりかは問題にしないだろう。祈りにおいては、なにかのお墨付《すみつ》きのようなものより、真の慈しみと愛と思いやりの気持ちの方が、何よりも大切なのである。

子どもとは祈りそのものである

ウォルト・ホイットマンは、一八五五年に出版された詩集『草の葉』でこう書いた。

毎日出かけていく子どもがいた、
最初に目にしたもの、驚き、哀れみ、愛、あるいは恐れと共に受け入れたもの
そのものに、彼はなった。
それは、その日一日、あるいはその日のある時間、
あるいは何年も、あるいは年の経《へ》めぐるずっと長いあいだ、
彼自身の一部になった。

ここでホイットマンは、子どもたちは祈るのではない、彼ら自身が祈りそのものなのだと書いている。

本書ですでに提唱したように祈りが「絶対なるものとのコミュニケーション」なのだとしたら、そのホットラインは子どもたちにはいつでも開かれており、生き生きとしたやりとりが交わされているのである。大人がなんとかこのコミュニケーションをしようと躍起《やっき》になっているというのに、幼い子どもたちはなんの苦労も障害もなく、それをやってのけるのだ。子どもたちと無限なる存在とのつながりをさえぎるものは、何もないのである。

世界中どこでも、子どもは精神の純粋さの象徴とされている。「幼な子のようになりなさい」というのは、精神的な教えとしては最も普遍《ふへん》的なものである。もちろん私たちの祈りの生活の目標は、文字通り子どもになることではなく、子どもの無垢《むく》な心と純粋さを大人の祈りの中に生かすことで、子どもらしさをもち続けることである。

いま述べた区別は当然のものと思われるが、これまで大いに混同されてきた。フロイトをはじめ多くの二十世紀の思想家たちは、宗教的な衝動は、子どもの幼稚な状態へと心理的に後戻りしたいという強い願望の表れだと考えていた。フロイトにいわせれば、調和や一体感という神秘的な体験はすべて、広大なる未分化の状態にある幼児の知覚（そこでは「自己」と「他者」とが区別できていない）への退行なのである。神秘的な衝動は、ベビーベッドやゆりかごや乳房への、仮面をかぶったあこがれにすぎないというのである。

この考え方は、頑固な懐疑《かいぎ》主義者たちの間ではいまだに人気があるのだが、後退と前進をとりちがえている。祈りにおける「より高きもの」への到達感をはじめとする、あらゆる価値ある精神的体験は、成熟への前進であり、幼稚さへの後退ではない。精神的な自己訓練の道を踏み出した人なら誰でも知っているように、気力がなければ精神的な生活は送れない。それは安易なことではないのだ。この道を幼児が、あるいは幼稚な大人が踏み越えていけるというのは、とんでもないたわごとである。

誰も子どものままではいられないし、いるべきではない。おむつと人頼みは卒業しなければならない。これは肉体と精神の両方にあてはまる。大人になるためには避けて通れない困難や苦労は、子どもには知りようもない幅と深みと豊かさを、人生にもたらしてくれる。こうした体験が私たちに、ねばり強さや立ち直りの力をもたらすのであり、それなしでは、人生を送ることはできないのである。

私たちをとりまく世界が混沌《こんとん》として手に負えないように見える今日、子どもの単純さと無邪気さにあこがれる人は多い。そんな気持ちを表すひとつの例が、最近世間で流行している「天使ブーム」である。皆に愛されている天使の多くは丸々と太った童子のような智天使《ケルビム》のイメージで、喜びに満ちた、男とも女ともつかない、翼をもった子どもの姿をしている。

しかしほんとうの天使というのは無邪気で純粋なだけではなく、厳格で、馬鹿げたことを許さず、情におぼれず、人間のたわごとには耳もかさない存在でもあることを忘れてはならない。ただかわいいだけの、空を飛ぶ赤ん坊ではないのだ。天使は炎の剣をもっている。キューピッドの矢は当たれば痛いのである。詩人リルケはこういっている、「すべての天使は恐ろしい」。

失われてしまった子どもの無邪気さにあこがれる気持ちは、「インナーチャイルド・ワーク」と呼ばれる、近年流行の心理療法にも見ることができる。インナーチャイルド（心の中の子ども）とは、その人の幼児期の心を表す。幼年時代に受ける慈しみと愛は、後の人生で健全な精神生活を送るために欠くことのできないものである。この時期に受けたトラウマは、後の人生で情緒的な問題を引きおこすことがある。深いリラクセーション、イメージ誘導、催眠療法などを通して子ども時代の痛ましい体験にコンタクトし治療することで、多くの人はそういった病的な影響を打ち消し、現実のうちにこれまでより大きな安らぎを見いだすことができるのである。

しかし、この療法を用いる多くのセラピストは、心の中の子どもに触れるだけで終わらず、そのあとも楽しい子ども時代の記憶にしがみつく人がいることに気づいた。そのような人たちは、他の誰かから肉体的な保護と心の支えを与えてもらえる、子ども時代の幸福な状態にいつまでも浸《ひた》りたがるのである。ベテランのセラピストなら、この段階に捕らえられてしまった人たちをそっと前に押し出す方法を知っている。彼らは、患者が子どものままでいるのではなく、子どもらしさをもった大人になれるよう手を貸していくのである。

子どもとは純粋さの象徴であり、人の姿をした祈りそのものだ。なぜなら、彼らと絶対なるものとのコミュニケーションは、まだ断ち切られていないからである。子どもらは私たちに、自分がかつてそうだった存在、そしていつかもう一度なれるかもしれない存在について思い出させてくれるのである。

祈りの力と動物たち

祈りの効果は、なにも人間だけに限ったものではない。祈りは、その対象となった生き物のほとんどすべて——人間、さまざまな細胞や組織、動物、植物、バクテリアや菌類やイーストなどの有機体——に効果をおよぼすことが立証されている。この幅広い効果を裏づける証拠は豊富にあり、その中には前にも述べたように一三〇件以上の厳密な管理下における実験結果もある。

このような実験結果は信じられないという人もいる。人間がどうやって、バクテリアなどのいわゆる下等な生命体のために祈ることができるのか、想像もつかないというのである。そういった人間でない生き物のために、心から祈ることができるほどの愛と共感を、一体どうやって抱くことができるというのか？

だが、動物を愛する何百万もの人たちにとって、それは不思議なことではない。彼らにとって、動物は明らかに「下等」ではないのだ。ヒンドゥー教をはじめいくつかの宗教では、人間以外の生き物にも、私たちが人間に対して示すのと同じ敬意をはらっている。生き物に対するこのような敬意は、東洋だけのものではない。ユダヤの神秘主義に、こんな古い言い習わしがあったことを思い出す。「一枚一枚の草の葉の上に天使がかがみこんで、『もっともっと生長しなさい！』とささやいている」

学者たちは、ペットを飼うことによる健康への良い影響についての研究を始めている。これらの研究は、私たちが祈りについて理解するうえでも興味深い意味がある。ペンシルバニア大学獣医学校での調査で医師アーロン・H・キャッチャーらは、犬の飼い主の九八パーセントは犬と話す時間をもっていること、七五パーセントは飼い犬が自分の気分や感情を感じとれると考えていること、二八パーセントは飼い犬に悩みを打ち明けてさえいることを明らかにした。

人が動物とのこうしたふれあいから得る恩恵は、祈りから得られるものと似ているとキャッチャーはいう。「祈りから得るなぐさめと、動物に語りかけることで得られるなぐさめの共通性について考えても、別に失礼にはならないだろう。祈りにはよく、香《こう》とか、音楽とか、特別なポーズとか、合掌とか、数珠《ロザリオ》といった、感覚を高めるためのものがともなっているが、動物との語り合いにも、手ざわりとか、温かさとか、匂いといった要素がともなっている。そしてどちらも、自分の語りかけが『相手にわかってもらっている』と感じられる」

ペットの動物をこまやかに世話することは、祈りに専心するのと同じように、人間の性質に良い変化をもたらし、たとえば家族関係を改善する。

ボルティモアにあるメリーランド大学の精神看護学教授アン・オットニー・ケインは、犬や猫、少し毛色の変わったところではスカンク、ヤギ、サルなどをペットとして飼っている六〇家族を対象に、動物たちのおよぼす社会学的影響を調査した。その結果、多くの家族が、ペットを飼いはじめてからより親密になり、いっしょに遊ぶ時間がふえ、口論する時間が減ったことがわかったという。ケインはこう報告している、「家族の口論をしずめるためにペットの犬に手伝ってもらう女性もいた。『喧嘩《けんか》はやめてよ。犬が恐がってるじゃないの』というのが彼女の得意のセリフだそうだ」。

ハーバード大学のハーバート・ベンソン博士は、一九七〇年代から八〇年代にかけて行なった研究で、祈りは、博士のいう「リラクセーション反応」（九六ページ参照）を導くことでストレスを軽減し、血圧と心拍数を低下させることを明らかにしている。犬も同じような効果をもたらすのだから、動物の存在も祈りそのものといえるのかもしれない。先のキャッチャー医師は、犬といっしょにいることで血圧が低下することを発見している。これは犬に限ったことではない。水槽いっぱいの熱帯魚を眺めていても、血圧がさがるのである。

祈りは人と人との障壁をとりのぞく。ペットもそうである。イギリス、レスターシアの動物研究センターの研究員ピーター・R・メセントは、八人の犬の飼い主に依頼し、ロンドンのハイドパークを二度——一度は犬をつれて、もう一度はひとりで——散歩してもらった。

その際、観察者が後ろからつきそって、彼らの近辺一・五メートル以内を通った人たちの反応を記録した。すると、犬を連れていた場合は明らかに反応がより大きく、飼い主との会話も長いことがわかったのである。ちなみに犬が血統書つきかどうかは、まったく関係なかった。

ペットと共にいることは、祈りと同じように、人々から慈しみのある行動を引き出すものである。シャロン・L・スミスは、一〇匹の犬とその飼い主たちの家族との相互関係を調査した。その結果彼女は、ペットはその家の家族に、男性であれ女性であれ、世間体を気にせず大っぴらにスキンシップをもつ（なでる、くすぐる、軽くたたくなどの）機会を与えていることを発見した。ふつうならアメリカの男性は、必ずしもそういうことが得意ではないのである。

そしてペットはまた、祈りと同じように人の命を救う。フィラデルフィアにあるペンシルバニア大学の精神科医エリカ・フリードマンらは、心臓病専門病棟で治療を受けて退院した心臓病患者九六人への追跡調査を行なった。その結果、ペットを飼っている人たちは、（心臓病やその他の疾患の程度の個人差を考慮にいれたとしても）飼っていない人たちより、退院一年後の生存率が高いことがわかったのである。それどころかフリードマンらの調査では、ペットを飼っていることの方が、配偶者がいることや家族から多くの支えを得られることよりも、生存の可能性を高めることを発見した。

伴侶としてのペットを飼うことと祈りとのあいだには、おどろくほどの共通点があるといっていいだろう。たとえば、次のような点である。

・語りかける相手がいること

・慈しみのこもった行動であること
・喜ばれ、あたたかく迎えられているという実感を抱けること
・無条件に「何があろうと」愛されているという実感が深まること
・心理的なストレスが軽減されること
・自他の健康を増進し、命を救うこと
・人と人との障壁をとりはらうことに役立つこと

オハイオ州コロンバスにあるリバーサイド・メソジスト病院のホスピスには、大切なメンバーの一員として犬のバーロウがいる。ハンサムなゴールデン・レトリーバー犬である。バーロウは医師や看護師たちと共に「回診」し、患者たちとの強い信頼関係で結ばれている。

ポートランドのメーン・メディカルセンターでも、やはりラブラドール・レトリーバー犬の美女ともいえるパンドラが、トレーナーと一緒に集中治療室を巡回している。パンドラはとても写真うつりがよく、看護師たちの話では、写真をとってもらうのが大好きだということだ。この病院では、医師と看護師によって「ペット療法プログラム指針」というのが採用されており、患者も職員も熱心にこのプログラムを支えている。

動物たちは祈ることができるのか？　祈りには、愛とつながりの感覚、そして手をさしのべる感覚がともなうということを考えれば、おそらく答えは充分イエスといっていいだろう。だとすれば、「動物による祈り」には治癒効果もあるのではないか？

ペットのもたらす良い影響として、ほとんどの専門家があげるのは、ペットが近くにいることでストレスが軽減するといった心理学的な要素であって、「ペットによる祈りの力」を提唱するのは行きすぎだという。しかし多くの飼い主たちは、無条件の愛をそそいでいる彼らのラブラドール犬が、祈りの力にも似た治癒的効果を彼らにもたらしていると聞いても、決して途方もないことだとは思わないだろう。

私たちは祈りに関して、どうして人間中心主義的な態度をとるのか？　どうして絶対なる存在は、祈りの力を「ホモ・サピエンス」のみに限定したといえるのか？「ペットによる祈りの力」がいつの日か証明されれば、祈りの民主化と普遍化《ふへんか》に、さらなる一歩が記《しる》されることになるだろう。

医者が祈りをテストする

今度病気になったら私は、できるだけたくさんのセントバーナード犬たちの「祈り先のリスト」に入れてほしいと思っている。

一九九四年、カリフォルニア州サクラメントの獣医、ヒラリー・ペティット博士の大切な一四歳の犬が重病におかされた。犬は自分で立っていることができず、壁やフェンスによりかからなければ歩けなくなった。ペティット博士は、これはがんの再発ではないかと心配した。四年前、この犬は片方の目の奥に腫瘍ができたため、その目を手術で切除していたのである。腫瘍は完全に切除できず、手術後は放射線照射が行なわれていた。がんが再発してひろがり、このような症状がでたのではないか？

しかし、内耳への感染症でもこれに似た平衡感覚の乱れと歩行困難がおこることを考え、博士は犬に抗生物質を投与した。その他の可能性も考えて、ドラマミン（乗り物酔い予防薬）、ステロイド剤、甲状腺ホルモンによる治療も行なった。だが、どの治療も効果がなく、それどころかステロイド剤は犬の症状を悪化させたように見えた。

博士はもうどうしていいかわからなくなっていた。そのときのことを、博士はこう語っている。「もう他の治療法を思いつくことができなくなって、ある夜私は、どんな助けでも――あの犬を治してやるにしても安楽死させるにしても――とにかく何か助けがほしいと願っていたんです」そして、彼女は獣医としてのそれまでの人生の中で、最も驚くべき体験をしたのである。

私が、助けを求めて念じたその翌日、犬がフェンスに寄りかからずに五、六歩あるいたのです。次の日には二〇歩ほど歩いてから、フェンスによろよろと寄っていき、さらに私の車からアパートメントまで（一〇〇メートル近くあったのに）歩いたのです。私が少しだけ、進む向きを直してやれば充分でした。少なくとも六週間以上のあいだ、支えがなければ歩けなかったのに、その日はずっと、ときどき壁から「はねかえって」――四歩から六歩ぐらい歩くと壁に寄っていってしまうので――また正しい向きに進むというふうに、アパートメントの中を歩いていました。

だが皮肉なことに、博士は愛する犬の回復を心から喜ぶことはできなかった。

ところがこの話には悲しい続きがあるのです。私はこの出来事を見て、自分がなんだか恐ろしくなってしまったのです。私は犬の回復を、自分の獣医としての腕前と結びつけることができなくなりました――ひとつには回復があまりにも急激で劇的だったためであり、もうひとつには、その時点で、祈ること以外のあらゆる治療をあきらめてしまっていたからです。残念なことに、三日目の夜（あの子が回復をみて二日目です）、私は、祈りがもたらしたと思われる結果に狼狽《ろうばい》し、すっかり混乱してしまって、もう祈ることはやめようと決めたのです。

翌日、犬の症状はぶり返し、急速に悪化していきました。結局、二週間後には安楽死させるしかありませんでした。

ペティット博士は、この一連の出来事で彼女が感じた「恐れ」を、正面からみつめようとした。

それ以来ずっと私の心から離れないことがあるのです。それは次のようなことです。

1――（犬のために祈りはじめた頃の）私は、犬を助けるためなら何でもしていたでしょう。だから、祈りというものに何ができ、何ができないか、自分にとって何が受け入れられるか、「認められる」かという、いつもの心の枠は、一時的に棚上げしていたのだと思います。

2――私は犬の回復を喜ぶ気持ちで胸がいっぱいでしたが、その回復に対する、（「こんなことがおこるはずはない」という）不信と拒絶も、たしかに感じていました。

3――常識的、左脳的で、科学的に訓練された私の頭と、現に目の前でおこった、急激で、説明不能で、まったく非科学的な回復との折り合いを必死でつけようとしていた私は、「自分は何をしてしまったのだろう？」という恐怖、そして、自分の行為がこのような結果をもたらしたのだと考えるのを拒否したい気持ちを、明らかに感じていました。

4——犬の症状が再発したとき、私は（当然のことながら）もう一度回復してくれることを求めて何度も祈りましたが、前ほどそれに全身全霊をかたむけたとは、とてもいえません。なぜなら私は、祈りという単純な手段で、まったく説明不能で常識を超えたこれほどの効果をもたらす力が自分にあることを、発見するのがこわかったのです。

しかし博士は、この一連の出来事によって変わった。

それまでの医学の定説にとらわれていた私は、こうして一から考え直さねばならなくなりました。その結果、私はちょっとした機会に小さな祈りを試してみるようになりました。たとえば私が執刀《しっとう》している不妊手術で、子宮角《かく》がなかなか探り出せないとき、私は「ねえ、神様、なんとかしてよ」などと念じるのです。そうするとすぐ、あるいはもう一度見直してみると、かならず子宮角が見つかるのです。他にもいくつか例があります。少なくとも、私はこの経験によって多くのことを考えるようになりました。たとえば、患者のために自分のこの経験を最大限に生かすにはどうしたらいいかというようなことを。

私は本来、宗教的、精神的な環境で育ってきた人間ではなかったのですが、精神的、「超常的《ちょうじょう》」なことにはずっと魅力を感じていました。でも、いろいろと調べたりもしましたが、やはりそういうことは誰か他の人の方がうまくやれるだろう、と考える方が楽だったのです。

信じられないような、説明できないような奇跡をあなたがおこすのはいい。それを受け入れることは、まったく冷静にできるのです。でも、自分にもそんな行為の仲立ちができると考えると、なぜか心が混乱します。これが筋の通らないことだというのはわかっています。

でも大切な犬が死んでからは、真剣にこう考えるようになりました。他の誰かの祈りがあの犬の回復をもたらしたとか、未知の理由であの犬が回復したとかならまだしも信じられるのであれば、あのときも無条件に受け入れればよかったのに、と。

しかし私は、医師たちには、祈りをおそれる気持ちを乗り越える力が絶対にあると信じている。医師は科学的な訓練を積んでいる。科学とは決めつけを保留し、偏見をしりぞける方法である。ペティット博士の体験は、懐疑的な医師の祈りに対する反応をよく示している。常識では考えられない出来事を体験したショックから立ち直ると、すぐれた科学者である彼女は、「ちょっとした機会に小さな祈りを試してみる」ことで、みずから実験をしたのである。これは理想的な態度といえる——無批判に受け入れるのでも、無差別に拒絶するのでもなく、未知のものに心を開いて向きあっているのだ。

祈りの効力と向きあうとき、私たちは無限なるものと向きあっている。あまりにも自分より大きなものにひるむのは、無理もないことである。しかし私たちは、そのようなときに感じる恐怖を避けて通るのではなく、そこを突破しなければならない。そうすれば、恐怖は私たちの盟友《めいゆう》となり、私たちの力に変わりうる——無限なるものが、有限のもののためにはたらいてくれるのである。

祈りにまつわる矛盾と混乱を克服する

キリスト教作家C・S・ルイスはかつてこう述べた、「キリスト教徒の多くは、自分の声が本当に神に届いてしまったりしないように、小声で祈っています。あわれな彼らは、祈りが届くことを決して望んでいないのです」(『神と人間との対話――マルカムへの手紙』)。結果をおそれる気持ちは、祈りに対する否定的な考えのひとつである。そのような考えは他にも数多くある。

祈りは退屈な仕事だと感じながらも、罰せられることをおそれてしかたなく祈っている人は非常に多いものだ。また、自分のために祈ることは利己主義ではないかと罪悪感を感じる人たちもいる。「ほとんどの祈りは、卑しさとさもしさの営みだ」といったエマソンの言葉は正しいと、彼らは思っているらしい。祈りはたいへんな傲慢《ごうまん》だと感じる人たちもいる。天に向かってああしろこうしろというなんて、自分は何様だ、というわけである。

祈りに対して抱く私たちの相《あい》矛盾した態度は、その多くが子ども時代に由来している。私たちはこう習った――祈りというものは、声に出しても出さなくてもいいから、しわくちゃできびしそうな顔をしたおじいさんの神様に長々と語りかけることであり、神様は私たちが正しく祈っているか、時間どおりに祈っているか聞き耳をたててチェックしておられるのだ、と。これでは、祈ることがおっかなびっくりになるのも無理はない!

しかし祈りに対する否定的な態度は、本人にも意識されていないことが多い。祈るのはいいことであり、それを喜ばなければならないと自分にいい聞かせているからである。私たちは自分の否定的な考えを直視することができず、心の奥の無意識にそれを抑圧する。抑圧されたその否定的態度は、祈ろうとする私たちに、無意識下から不安を感じさせるのである。

もちろん、嫌いなことを大好きであるかのように装うのは祈りに限ったことではない。何百万人もの人たちが、嫌でたまらないのに熱心に運動し、食べ物に神経質に気をつけている。映画作家オーソン・ウェルズはかつて、「主義」としてシリアル食品を食べる人間よりも、衝動にまかせてキャビアを食べる人間に、より多くの徳があるといった。キャビアを食べる人は自分の本心にしたがっているが、シリアルを食べる人は義務感にしたがっているだけだというのである。祈りにも同じことがいえる。めったに祈らないかもしれないが、祈るときは心からの望みにしたがって行なう人は、時間にしばられて強迫的に祈っている人よりも純粋なのではないか。

祈ることをためらっている自分に対して、私たちは自責《じせき》の念にかられたりする。「もっと精神的に成長すれば、こんなことは考えないはずなのに！」というふうに。そして、祈りを「好きに」なろうと、さらにがんばるのである。だがこんな方法ではうまくいかない。自分が解消しようとしている否定的な態度が、もっと強まってしまうからである。

祈りに対する私たちの否定的な態度を解消するには、次の四つのステップが役立つだろう。

○祈りの生活をあまり深刻に考えないようにする

自分の祈りや瞑想についてあまり深刻に考えこんでしまったとき――修行をつんで「もっとうまく祈れる」ようにならなくては、と感じるとき――私は、自分がまだ学びの途上にあることを忘れないようにしている。また、ものごとを明るく広い目でみられるようにしてくれるふたつの言葉をいつも忘れないようにしている。ひとつはイギリスの作家チェスタトンの「する価値のあるものはすべて、下手でもする価値がある」であり、もうひとつは古い笑い話で、「どうすれば神様を笑わせられるかって？　おまえのやりたいことを神様に話してみればいいさ」。このような言葉は、私たちが上手に祈ろうと下手に祈ろうと、宇宙の方にはなんの影響もないということを思い出させてくれる。

○祈りに対する否定的な態度はよくあるものだと気づくこと

あらゆる偉大な宗教の聖人や導師たちも、自分の祈りについて不平をもらしたことはあるはずだ。私たちと同じように彼らにとっても、正しい祈りの生活を続けるのは楽なことではなかったし、彼らもまた自分の弱さを嘆いていた。

十七世紀イギリスの詩人であり司祭だったジョン・ダンは、自分の祈りが不完全であることを告白し、「私は部屋で床に身を投げ出し、神と天使に、ここへおいでくださいと祈った。ところが彼らが実際にやってきても、私はハエの羽音や馬車の車輪のたてる音、ドアのきしむ音が気になって、それに気づかないのだ」

うまく祈ることができないと感じることがあるとしても、私たちは仲間はずれになったりはしないのである。

○いろいろな種類の祈りがあり、実にさまざまな祈り方があることを忘れないようにすること

ひとつの方法がうまくいかなかったら、別の方法をためしてみればいい。「願いごと」の祈り——何かを祈願したり、他者のために何かを願うこと——が適当でないと感じられたら、それとは別の、讃嘆《さんたん》、祝福、感謝に心を向けた祈りをしてみるのだ。たいていの人は、そのような祈りの方が気軽にできる。こうした祈りは、喜びのない義務という溝《みぞ》にはまりこんだ祈りの生活に、活気をよみがえらせる助けとなってくれる。

○祈りは単に何かをするという行為ではなく、ひとつの「あり方」だということを思い出すこと

慈善家ドロシー・デイはこういっている。「祈りには神が決められたやり方、私たちみんながしたがうべきやり方というのがあるのでしょうか？　私はそうは思いません。人々は自分の生き方、営んでいる仕事、今ある友情、人々に与え、人々から受け取っている愛という、さまざまなかたちを通して祈っていると、私は信じています。いつから、言葉だけが神に受け入れられる祈りの形式になったというのでしょう？」

純粋な祈りの気持ちで心が満たされること――それこそが、絶対なるものとの聖なるつながりを感じる心のあり方、態度そのものであり、真の祈りではないだろうか。

祈りの気持ちは、頭を下げることや、ひざまずくことや、「汝に――」や「汝は――」という言葉にしかないのではない。それは教会の中だけでなく、芝生を刈ったり、皿を洗ったり、サッカーの練習に子どもを送って行ったりする行ないの中にもこもっている。純粋な祈りの気持ちで心が満たされることを通して私たちは、儀式的、形式的な祈りに対する、自分の否定的な態度をも癒していけるのだ。

純粋な祈りの気持ちに心が満たされることで、私たちの存在の深いところから、神聖な気持ちが自然に生まれてくる。ちょうど、山の斜面に澄んだ泉が湧き出てくるように、純粋な祈りの気持ちに心が満たされることによって、私たちはぐるりと一周してまた祈りの生活にもどることができる。その祈りは前のものとは違う。夜が明けた新しい日の始まりのように、心からの自然な祈りになっているのである。

祈りから恩恵を受けるためには

人間に対する祈りの実験では、他者への祈りは、祈りの対象となった人が祈られていることを知らなくても有効であることがわかっている。人間についての研究の他にも、さまざまな下等な有機体（バクテリア、菌類、イースト、植物の種子、ラット、マウス、各種の細胞）も、祈りによってより健康になることが多くの実験で明らかにされている。このような生物たちは、まさか自分が祈ってもらっているとは知らないだろう。また宗教を信仰しているわけでもないだろうし、祈りの効果を「信じて」いるわけでもないだろう。

人に祈ってもらうなら、自分の方でも祈りが効くように努力すべきだ、とよくいわれる。しかし祈りの実験は、他者への祈りは祈られる側がそれに気づいていなくても有効なことを示している。これは、自分のために誰かに祈ってもらったとき、私たちはその効果を意識的にコントロールすることはできないということでもある。

しかしたしかに、祈りの効果は受け手の信念によって強まることがある。これは現代生活の多くの場面でみられることである。たとえば現代医学でも、医師は信念の力を積極的によく利用している。患者に薬を与え、これは効きますよと強くほのめかすと、暗示と期待による身体的な効果（プラシーボ〔偽薬《ぎやく》〕反応）が実際に促進されるのである。このような肯定的な効果は、どんな薬であれその効き目を高めるようである。祈りもまた同じである。祈りの効果は、祈りを受ける人の信念と信仰によって強くなるのである。

祈りを受ける側についてはこれで終わろう。では、祈る方の側についてはどうだろうか？　私があなたのために祈るとして、私は自分の祈りが効くと信じた方が効果は強まるのだろうか？

祈りや、それに似た意識の状態に関する多くの実験からは、肯定的な信念がきわめて重要であることが示されている。心が離れた場所からの効果を与えうることを認める超心理学の分野では、心は離れた場所から影響を与えうると信じている人々は、その可能性を疑う人々よりも、実験でより大きな効果を上げることが以前から知られている。

私個人は、「信じていない祈り」というのは自己矛盾だと思う。自分のしていることが無意味だと信じながら、どうして心から祈ることができるのだろう？

祈りにおける「信念《ビリーフ》」と「信仰《フェイス》」は同じものだと考える人もいるが、そうではない。信仰は「望んでいる事柄を確信し、まだ見えていない事実を確認すること」（『ヘブル人への手紙』第十一章一節）だといわれている。いっぽう信仰とは異なり、信念はすでに「見えている」もの、証明できるものからくるものだ。

私自身の人生でいえば、「実験室でテストすると祈りには効果があった」という事実は、祈りは効果があるという「信念」を私の中に生んだのである。私の「信念」は盲目的な信仰ではなく、経験的な証拠にもとづいているわけだ。しかし、私の祈りに対するこうした信念は、それに対する「信仰」をおとしめるものではない。科学がいまだに解明できず、これからも解明できないであろう多くの不思議が祈りをとりまいているが、それでも——私は祈りへの信仰をもち続ける。

祈りに対する信念と信仰がぐらついたとしても、疑いをもったことで自分を罰してはいけない。何よりも、祈りの力を自分に信じさせようとしてはいけない。自分の信念を、好きにさせてあげなさい。力づくではいけない。信念を自然に伸ばしてあげることだ。時がくれば、祈りの力をより強く信じられるようになるだろう。

なんらかの信念を人為的に作り出そうとしても、それは本物にはならない。心理学者たちは「二重拘束《ダブルバインド》」という言葉を使うが、それは二つの道のどちらをとってもまちがったことになってしまうような、どうにもならない状況のことである。

二重拘束の古典的な例としてこんなものがある。高圧的な親が幼い子どもに「坊や、お前は私のことを好きにならなければならないよ。いい子はみんな親のことが大好きなんだからね！」というメッセージを与える。このときこの親は、要求されることなく自然に湧き出てきたときにはじめて本物になるものを、子どもに強引に求めてしまっている。子どもがこのいいつけにしたがえば、彼の愛は本物でないことになり、彼はいいつけを守れなかったことになる。しかしいいつけを無視して実際に父親や母親を嫌ったとすれば、これもいいつけに反したことになる。どちらにしてもこの子は悪い子になってしまう。

これが二重拘束である。私たちが祈りを信じなければならない、信じなければ精神的な失格者になると自分にいい聞かせるとすれば、これと同じような、どうにもならない状況になってしまうのである。

祈りを信じるか信じないかで、それほど深刻に悩むことはないのだ。また、私たちが祈りを受ける側になるときも、祈りが効くためには私たちの信念は必ずしも必要ない。この点に関しては、若者の「気楽にやろうぜ」という知恵にしたがい、作家チェスタトンの言葉を思い出せばきっとうまくいくだろう。「天使は、自分を軽いと思っているから飛べるのだ」

祈る必要があるとき、われわれは自然に祈る

人はよく私にこうたずねる。「私は祈るべきでしょうか?」私にいわせれば、これは水

を飲むべきだろうかとか、ものを食べるべきだろうかとたずねるようなものである。呼吸する。眠る。愛を交わす。本当にそれが必要なら、答えはおのずから明らかだろう。

子どもは歩くことを覚えるときに、まずそれをしていいかどうかたずねはしない。それが自然だから、子どもは歩くのである。普通の子どもは歩かずにはいられない。歩くことは、子どもが当然することなのである。

祈りも、歩くことと同じくらい自然なことだ。それをするべきかどうか、心配しすぎるのは誤りである。「祈るべきか」というような質問をくりかえすのは、仏教の言葉にある「ヘビに脚をつける」ようなものだろう。脚などヘビにはまったく不要なもので、邪魔にしかならない。仏教の言葉にはまた、「歩くときは歩きなさい。座るときは座りなさい。ふらふらしてはいけない！」というのもある。中途半端はいけないということだ。これは祈りのような精神的な行為をするときの、貴重な教訓である。

心理学者で神学者のサム・キーンは、「精神をせきとめてしまうこと」、つまり自分と、自分の精神的な目標とのあいだに無数の障害物を置いたりしないよう警告している。これを避けるひとつの方法は、そうせずにはいられないと感じたときに祈ること、そうすることがまったく正しいと感じられたときに祈ることである。それが始終おこることか、めったにおこらないことかはどうでもいい。これによって、ただあなたの邪魔になるだけの形式ごとや命令の害を逃れることができる。

数年前、私は当時「世界教会協議会」の会長だったパウロス・マル・グレゴリオス師と夕食を共にしたことがある。向かいの席には議論好きな若い女性がいて、彼と議論するきっかけを必死につかもうとしていた。わざと挑発するかのように、彼女はこう宣言した。

「私は神を信じません！」

グレゴリオス博士は、思いやりと愛のこもった微笑みでそれにこたえ、穏やかにいった。

「心配はいりません。必要になればあなたも信じるでしょう！」

祈りも同じこと。祈る必要があるときには、私たちは自然に祈るのである。

祈りが歩くことと同じくらい自然な行為になれば、それはもう嫌々やる仕事ではない。そうなったときには、もう祈っているのではなく、祈られているように感じられる。聖フランチェスコはそういう人――祈るのでなく、祈りの方からやってきて彼を包んでしまうような人だったといわれている。宗教作家リチャード・フォスターがいっているように、聖フランチェスコは「祈る人というより、祈りそのものが人の姿をとっていたかのようだった」のである。

不自然な方法で祈るのは、意識して呼吸するようなものだ。呼吸を意識的にコントロールしようとしてみれば誰でもすぐに、何もしないのが一番うまくいくことに気づくだろう。

物事の中には、私たちが道を譲って余計な邪魔をしない方がうまくいくものもあるのだ。

それなら、どの程度「余計な邪魔をしなければ」いいのだろう？　宗教的指導者の中には、祈りにおいては一〇〇パーセントそうした方がいいという人もある。ベネディクト会の修道士ブラザー・デビッド・スティンドル―ラストは、「自分が祈っているとわかるようでは、正しく祈っているとはいえない」といっている。

自分は祈るべきだろうかって？　それを誰かにきく必要を感じるようなら、あなたの祈りはもう始まっているのだ。

これだけが最良の祈りだというものはない

ある祈りの方法を用いることが、他の方法を用いるよりも道徳上すぐれているということはないのです。道徳上正しいこととは、誠実であるということなのです。ある人にとって正しいことが、別の人にとっても正しいとは限りません。人は独善的にならないよう、気をつけなければなりません。独善は、癒しの効果を弱めるでしょう。

――デボラ・ローズ

ある著名な女性神学者の講演で、聴衆のひとりが、どう祈ったらいいですかとたずねたとき、彼女は「簡単なことです。神におききなさい」と答えた。これは、祈り方についての最も貴重なアドバイスのひとつである。私たちは、自分にとって最善の方法を見つけなければならない。祈りにおいては、公式というものも、これだけが最善の方法だというものもない。ひとつのサイズが全員に合うというわけではないのである。

二〇年以上にわたって祈りを研究してきた研究機関スピンドリフトの前副所長、デボラ・ローズは「どんなお祈りをするべきでしょうか、と人によくきかれます」と語っている。

カトリック式の祈り？　プロテスタント式の祈り？　ユダヤ教の祈り？　それとも言葉は使わない？　何かをお願いするべきか？　それとも、ただ心を開いて素直になればいいのか？　これは、私はどんな楽器を演奏するべきか、と人にきいているようなものです。

ヴァイオリン？　ハープ？　ピアノ？　それはあなたの個性、今置かれている状況、経歴、性質しだいで決まります。あなたに合うのはどんなものでしょうか？　自分が心地よく感じられるような祈りのスタイルを見つければいいのです。あなたが祈るスタイルは時と共に変わるだろうということも、心にとめておいていいでしょう。死と向きあったときには、人はきっと教会で祈るときや食前の祈りをするときとは違った祈り方をするでしょう。重要なのは音楽の質とハーモニーの方であって、それを生み出す楽器の方ではないのです。

私がこの本のいたるところで紹介してきた各種の研究は、祈りに効果があることだけではなく、祈り方はひとつだけではないことを明らかに示している。実にさまざまな方法が有効なのである。免疫系の活動を高めるといった、特定の結果を求めて祈ることもできる。反対に「御心《みこころ》が行なわれますように」的な幅の広い祈り方もできるし、ただ「最も善《よ》きことがおこりますように」と祈ることもできる。声に出して祈っても、沈黙のうちに祈ってもいい。離れた場所から祈ってもいいし、その人の枕元で祈ってもいい。実際にテストした結果、今あげたすべての方法が良い結果をもたらしたのである。夢の中で祈ることさえ可能だという実験結果も出ている。(一五二ページ参照)

いつの時代にも人は「唯一の」正しい祈り方を探し求めてきたが、見つけられなかった。「祈りの公式」というものは存在しないのだ。これは私たちにとって意外なことである。現代生活において私たちは、その道の専門家なら必要な答えをもっているはずだと、あまりにも強く信じ込んでいる。人間が経験するあらゆる領域のコンサルタントやスペシャリストなるものが、山のように生み出された。答えがほしければ、研究を委託したり、委員会を召集したり、プロ集団をやとったりする。「専門家の知識」に対する信頼感は、私たちの祈りについての考え方にも影響を与えている。私たちは、唯一の正しい祈り方を知っている人――牧師、司祭、ラビ（ユダヤ教の聖職者）、聖人、神秘家――が、どこかにきっといるはずだと思ってしまうのである。

祈りに関しては、まず私たち自身が自分のコンサルタントになるべきである。もちろん、他人の意見や経験から多くを得ることができるだろう。しかしあるところまでいったら、私たちは人のアドバイスはわきに置いて、思いきって自分の力で進み、あなた自身の祈り方を見つけなければならないのだ。

先にあげた神学者の、「どう祈ればいいかは神におききなさい」というアドバイスはどうだろう？　まるで天上にコンサルタントがいて、私たちのどんな問いにも答えようと待ちかまえているかのように聞こえるかもしれない。しかし神にきくというのは、私たちの外側の「天のどこか」に目を向けることではないのだ。神にどう祈ればいいかきく時、私たちは内側へ向かっていくのである。全能の神が常にどこにでも存在するものならば、私たちの内にも神は存在するはずなのだから。

神話学者ジョゼフ・キャンベルがこういっている、「天の王国は内部にあります。天におられるのは誰でしょうか？　神です！　ならば神は、内部におられるのです」自分の内部に向かうことで、私たちはみずからの祭司長《さいしちょう》となるのだ。

　哲学者で文筆家のジェームズ・W・ジョーンズは、私たちひとりひとりがもつ内なる叡《えい》智《ち》をみごとに表現した、古代インドのこんな話を紹介している。

　伝説によれば、神々は、人間が見つけないように生命の秘密を隠すにはどこがいいかと議論していた。「山の下に埋めよう。そこなら彼らは絶対に見つけられない」と、ある神が提案した。「それではだめだ」他の神々は反対した。「いつの日か人間たちはそこを掘る方法を知り、生命の秘密を見つけてしまうだろう」ひとりの神が提案した、「一番深い海の底にしずめよう。そこなら安全だ」。すると他の神々はいった、「いいや、人間はいつか海の底まで行く方法を知り、それを見つけてしまうだろう」。

「では、人間の中に隠そう」と、ひとりの神がいった。「人間たちは絶対に、自分の中を探すことは考えつかないだろうから」神々はひとり残らずそれに賛成した。こうして、生命の秘密は私たちの中に隠されたということだ。

　あなたはどのように祈るべきか？　それについては、あまり考えすぎないことだ。正しいとか、まちがっているとかということは、わきへ置いておくのだ。いろいろな方法をた

め し、まず、何よりも自分自身を寛大に受け入れるのだ。あなたの祈りの儀式がぎこちなくて不格好だと感じても、にっこりと、自分の背中をたたいてなぐさめ、とにかく祈ることである。

多く祈ることが必ずしも良いとは限らない

こんな古い笑い話がある。テキサス西部でのこと、干《かん》ばつが続いた上に牛肉の値段はどん底までさがり、牧場の経営はどうにもならない状態だった。牛の群は飢え、井戸は干上がり、牛肉の値段は下がり続けていた。一頭の牛を市《いち》に出すのにかかる費用の方が、もうけよりも多くなってしまう。

ある日、同じ苦境に陥っている隣の牧場主がおしゃべりをしに立ち寄った。フェンスの支柱にもたれて隣人はいった。「まったくどん底だな。どうやって仕事を続けていけばいいのかねえ」すると牧場主は、自信たっぷりに答えた。「牛がうんと多ければいいのさ」

よく私たちは、祈りに関してこの牧場主と同じ考え方をする。多ければ多いほどいい。そこで私たちは、自分がかかえる問題をたくさんの祈りで包みこむ。まるで祈りは天のケチャップのようなもので、たっぷりかけてやれば人生のいやな味をみな隠してくれる、といわんばかりである。

少し歴史をふりかえってみれば、ここで私たちが道をそれてしまったことがわかるだろう。人生をひたすら祈ることに費やしたにもかかわらず、病弱で短命だった聖人や神秘家たちは数多い。一方、一度も祈りを口にしたことのない多くの人たちが、病気にもならず、一〇〇歳まで生きている。祈りに関する限り、多いことは必ずしも良いことではないのである。

十九世紀のイギリスの高名な科学者サー・フランシス・ゴールトンは、祈りに関して初めて科学的な研究をした人である。彼は、最も多く祈りをささげられる人たち——王族、国家の首脳たち、高位聖職者たち——が、他の人たちより長命かどうかを調べようとした。その結果、このような人たちは浴びるほど多く祈ってもらっているにもかかわらず、とくに長命ではないことがわかった。そこでゴールトンは、祈りは人の寿命をのばすことはないと結論したのである。

（もっとも彼の研究にはいろいろ欠陥があった。たとえば、王族は当時としては最大の健康上の危険——常に当時の水準の医師たちが周辺にいて注意を怠らないこと——にさらされていたという事実がある。さらに、王族の災いを祈る人間もいただろうが、ゴールトンはそれをまったく考慮に入れなかったようだ。）

祈りは、ホメオパシー（ある病気に対し、同様の症状をおこす高度に希釈《きしゃく》した極微量の物質を投与する治療法。同種療法とも呼ばれる）のような作用をするとしたらどうだろう？　理屈とは反対に、少ないほどいいのだとしたら？　それなら、私たちはほんの少しだけ、しかし、本当に心をこめて祈らなければならない——ごくまれに、しっかりと祈ることが大切だということになる。

私は、多く祈るより少なく祈る方がいいと主張しているわけではない。場合によっては、頻繁《ひんぱん》に祈る方が賢明なこともあるのはたしかだと思う。ただ私は、祈りは多くの謎にみちており、「どれくらい頻繁に」よりも「どのように」祈るかにもっと注意をはらうべきだ、といいたいのである。量だけでなく、質にももっと留意してほしいのだ。

現在、多くの中小製薬会社はブランド名のない、有名ではない薬品を製造している。これは大手製薬会社の有名な製品よりもずっと安価である。しかし、安い錠剤は同じ量の有効成分を含んでいても、時としてまったく溶けずに長い腸管をそのまま通過してしまうことがある。そのような錠剤は、飲み込まれた時のまま、同じ形で出てきてしまう。これではお買い得品とはいえない。山ほど飲んでも、まったく効果はないのである。

私たちが祈るとき、その祈りはちゃんと「消化吸収される」のだろうか？　それとも私たちが口にしたときのまま、なんの効果も発揮せずにいるのだろうか？　本物のように聞こえても——正しい言葉が使われていても、権威のある精神的指導者が処方したものだとしても、神聖な書物や祈りのマニュアルに載っていたとしても——効き目が生じないこともあるかもしれないのである。

一般に私たちアメリカ人は、充分に時間をかけて懸命にがんばれば、障害を克服して目的を達成できると信じている。そしてしばしば、この考え方を祈りの生活にも持ちこむ。しかし祈りの場合は、「もっとがんばること」は必ずしも賢明なことではないのだ。より多いことが、より良いとは限らないのである。

より良いとはどういうことか？　祈りが効力を発揮するために欠くことのできない必須栄養素は何か、私たちは特定できるのだろうか？

祈りやそれに似た意識の状態を対象とした多くの科学的な実験からわかるのは、最も大切な特質のひとつは「愛」——共感、慈しみ、深い思いやりのように思われる。愛とは、解き放つこと、思い切って自分の外に出ていくこと、自分と他者とをへだてる境界を打ち壊すことでもある。別の研究によれば、ある種の心の解放——自分の好む結果というものを手放すこと——も大切だという。

これらの実験では、「御心《みこころ》が行なわれますように」のような、内容を規定することなく、ただ最大の、あるいは至高の善を願う祈りをする方が、より大きな効果をもたらすことが多かった。
愛という成分が分泌されることがなくては、祈りは消化吸収されないのである。

ひとりで祈るか、集団で祈るかのどちらを選んだらよいかは、われわれの気質による

あなたは、ひとりきりの孤独な時をすごすことを好む内向的な人だろうか？　それとも仲間といっしょにいたい外向的な人だろうか？　私たちはたいてい、なんらかの基本的な性格、気質をもっている。そしてその性格、気質の違いは、私たちの祈り方に影響を与える。

グループによる、つまり「集団の」祈りには、もちろんたしかな利点がある。信念、価値観、目的を同じくする人たちといっしょにいるのは、喜びである。いっぽう、非常に精神的な人たちの多くは、キリストが『マタイによる福音書』第六章第六節で命じたように、「奥まった私室に入って」ひっそりと祈ることを好んでいる。

集団で祈る方がひとりで祈るよりもいいかどうかという問いは、祈りは多いほどいいのか、という問いとつながってくる。私たちの祈りを他の人たちの祈りと合わせて、チーム

をくんで祈った方がいいのだろうか?

この問いに答えようとするいくつかの非常に興味深い試みが、超越瞑想(TM)の研究者たちによって行なわれてきた。彼らは、ある地域共同体の生活の質——暴力犯罪の件数、アルコールとドラッグの消費量、窃盗《せっとう》の頻度《ひんど》など——を、集団瞑想を行なう前と後で評価するという実験を重ねた。それらの結果はたしかに、より多くの人による瞑想は、より大きな効果を上げることを強く示している。

私は、いくつかの著名な科学雑誌に掲載されたそれらの実験に、以前から強い魅力を感じていた。超越瞑想の研究者の多くがそこに住み、教えているアイオワ州フェアフィールドのマハリシ大学〔訳註・マハリシ・マヘッシ・ヨーギはTMの創始者〕から招待を受けたとき、私は彼らに、「いろいろな研究結果が示しているように、祈りや瞑想が離れた場所からでも作用するとしたら、効果を上げるために、どうしてあなた方はグループを作る必要があるのですか?」とたずねた。

「それによって集中力が高まるのです。それに気分も良くなるのですよ」というのが、彼らの単純かつ賢明な答えだった。集団になることは、彼らが実際に瞑想状態に入っていく訓練の助けとなるのだ。集まることで彼らの気分が高まり、エネルギーが増すのである。集団的な儀式に参加したことがある人なら誰でも、このような意見をもっともだと思うだろう。
イギリスの神学者、物理学者であり、ケンブリッジ大学クイーンズカレッジの学長であるジョン・ポーキングホーンは、集団で祈るのが賢明なことである理由について、興味深い説明をしている。彼はレーザー光線のたとえを用いて、レーザーが非常に強力な光線であるのはそれが「コヒーレンス」(可干渉性《かかんしょうせい》)をもつからだという。コヒーレントである(干渉できる)とは、光をつくっている波の振幅の山と谷が、すべて同じ高さにそろっており、拡散せず進むということである。

「祈りにおいて人と神とがコヒーレントであることは、両者の方向性が食い違っていたらできないことを可能にするのだと私は考えている。多くの人に、同じことのために祈るように勧めるのは理にかなっていると思う。それは天の扉をたたく拳《こぶし》の数がふえるからではなく、より多くの人々の意志が神のご意志と共にはたらくからである」――レーザー光線のように、より強いコヒーレンス(干渉できる能力)、より高い秩序、より大きな力がはたらく、ということである。

一方、いつの時代にあっても、祈りの指導者たちは常に、人間の気質の違いを考慮に入れるべきだと認めてきた。何世紀も前、いくつかのヨーロッパの祈りの手引き書は、「メアリーの祈り方」と「マーサの祈り方」のふたつのタイプを区別していた。メアリーの方法は孤独で静謐《せいひつ》、黙想的である。「祈りを行なう」のではなく「祈りの状態に在《あ》る」方法といえる。反対にマーサの方法は、より行動的で公然と行なわれ、朗唱《ろうしょう》、言葉を使う修練、特定の宗教的イメージを用いることなどをともなう。「在る」と同時に「行なう」方法である。こうしたふたつの祈り方があったということは、当時の人々が、人間のもつ異なった気質をよく理解していたということだ。これは、二十世紀になって初めてC・G・ユングが現代心理学に導入した、内向性と外向性の概念を先取りしたものである。

ひとりで祈るのが一番いいのか？　それとも集団で祈るのが一番いいのか？　公然と祈るかひとりで祈るかは、私たちの気質、性格、生まれつきの心の傾向しだいである。どう祈ればいいのかを知るには、自分自身について知らなければならないのである。

夢の中でも祈ることができる

眠りや夢の中で祈ろうとした人は歴史上にも数多くみられる。たとえばイタリアのカトリック司祭で今なお敬われている、ペレグリン・ラツィオージ（一二六〇—一三四五）の例をみてみよう。

彼は片足に悪性のがんが見つかり、脚の切断手術を受けることになった。十四世紀イタリアの切断手術は、それは恐ろしいものだった。四肢《しし》を切断する器具は、のこぎりにせよ、ナイフにせよ、切れ味がわるく、しかも麻酔は行なわれなかったのだ。無理もないことだが、ペレグリンは眠る前に、夜のうちに治癒がおこりますようにと祈ったという。そして、自分が癒される幻を見た。目を覚ましたとき、彼のがんは治っていた。手術は中止され、彼はその後、がんに苦しむ人々の世話をして一生をすごした。そして一七二六年に列聖《れっせい》されて聖ペレグリンとなり、がん患者たちの守護聖人として知られるようになったのである。

この無意識における祈りの問題は、近年、多くの宗教関係者にとってたいへんな難題となっている。私の著書『癒しのことば——よみがえる〈祈り〉の力』が出版された後、放送衛星を通じて全世界に放送しているあるキリスト教系のテレビ・ネットワークから、インタビュー番組への出演を依頼された。

司会者は、番組が始まる前に、私を部屋の隅《すみ》へ呼び、カメラの前で私が何を話すつもりかたずねた。彼は、私が特定の宗教の信者ではないことを知っており、祈りについて私がどんな考えをもっているのか不安だったのである。「あなたは特にどんな分野を探究したいと思っておられますか?」ときかれた私は、とくに祈りにおいて無意識の心が果たす役割に強くひかれている、中でも聖ペレグリンの場合のように、睡眠中に治癒がおこる事例に関心があると答えた。祈りに関する中でもあまり探究のすすんでいないこの問題には、視聴者も興味をおぼえるでしょう、ともいった。

司会者はぎょっとした様子だった。顔から血の気がひき、しばらくは口もきけなかった。「とんでもない!」彼はやっとのことで、口ごもりながらこういった。「それはおやめになった方がいいでしょう!」私は無意識の領域への、越えてはならない線を越えてしまったらしいのである。司会者の意向を尊重し、私は夢の祈りについて話すのはやめておいた。

しかし、無意識の心に対し大きな不信感を抱いている宗教があるのはなぜだろう? そのような人たちは、私たちが夢を見たり、瞑想したりして心が「空白」になっているときにはどんなことでもおこりうる——たとえばあらゆる邪悪なものが侵入することも——と信じているらしい。無意識の扉を開けておくと精神的な災いを招きよせるから、いつも警戒を怠ってはならないと考えているのだ。(だがこの考え方でいくと、信心深い人たちは寝不足になってしまうのではないだろうか?)

このような恐れは、たとえば無意識が「まったくの空白状態」だというような、まちがった思い込みから生じたものである。無意識について調べたことのある人なら誰でも、それが実際には空白ではないと知っている。無意識は非常に活動的であり、決して休むことはないのである。無意識をおそれる宗教者たちは、これを知らずに無意識と無防備さとを混同し、さまざまな無数の危険に簡単につけ込まれる無力な状態だと思っているのだ。

無意識に対する否定的な態度は、当然のことながら、ジークムント・フロイトの著作にもみられる。フロイトにいわせれば、無意識とは病的な欲求と抑圧された夢想の貯蔵庫である。彼は二十世紀最大の宗教の敵だと広くみなされているが、無意識への不信は、宗教者と宗教の敵との奇妙な同盟を生んだことになる。

無意識への不信は広くみられるが、聖ペレグリンの事例をはじめとする多くの実例は、無意識の心が祈りと治癒に密接に結びついていることを暗示している。おそらくこれは、驚くべきことではないだろう。眠って夢を見ているとき、私たちは自我《エゴ》と心理的な防衛を一時わきへ置いている。そのため祈りは、起きているときには必ず立ちふさがる疑いや不信と戦う必要がない。夢の中では何でも可能に思われ、奇跡がおこる。おそらくそれが原因で、夢はしばしば最も効果的な祈りのかたちともみなされるのである。

祈りと夢は、実にさまざまな形で相互に作用する。たとえば次の体験談を読んでみてほしい。

一九九二年一二月、私は悪性の膀胱《ぼうこう》がんと診断され、がんはリンパ節にまでひろがっているといわれた。そこですぐさまメイヨー・クリニックへ行き、こちらの医師からの意見も求めた。最初の医師と同じく、メイヨーの医師たちも即刻手術をするように――膀胱《ぼうこう》と前立腺《ぜんりつせん》を切除するように――と勧めたので、私はそれにしたがった。手術の後、どの医師も、手術ではがんが完全に除かれていないかもしれないから、化学療法を受けた方がいいと強く勧めた。私は考えたすえ、この忠告にはしたがわず、それまでにすでに親しみ、信頼を抱いているいくつかの自然療法を用いることにした。

自然療法を始めた二日目の夜、私は神に語りかけた。私は神に、自分のしていることは正しい、自分は治っている、あるいは完全に治るだろうと確信していると伝え、どうかこのことを夢の中で、まちがいようもなく明らかな形で確かめさせてほしいといった。

そして、こんな夢を見た。私は田園地帯を走る車に乗っていた。窓の外に目をやると、空の高いところに突然光が現れるのが見えた。光はどんどん明るくなり、世界全体を照らした。私は興奮して運転手の方を向き、「あれは神の光だ！　聖書に記されている神の光だ……あれは神のしるしだ！」といった。目をさましたとき、私には自分が神のしるしを受け取ったこと、自分のしていることは正しいこと、今はまだ治っていないとしても、必ず治るだろうということがわかった。

そして今、私は完全にがんから回復している。私の疑い深いがん医でさえ、再発の兆候を一切見つけられないでいる。この体験は私に謙虚さと幸福な気持ちをもたらしてくれた。

自分の方向を見つけること――人生をいかに進むべきかを知ること――が、夢の中でおこるというのは、歴史をひもとけばいつの時代にもあった。次のような体験談もある。

二年のあいだに、夫も私も職を失いました。家には子どもが四人いるので、生活は実に苦しくなりました。夫にとって、失業は職業上の問題でした。彼は次の仕事を見つけることができず、自分でビジネスを始める準備をしていました。私にとっては、むしろ精神的な危機でした。失業してからの三ヵ月間というもの、私は次のライフワークに向けて自分の進むべき道を見つけようと、内面的な探求――読書したり、瞑想したり、散歩したり、思索したり――に努めていました。

そしてある日、夢を見ました。私は車を運転して、とても暗い高速道路を走っていました。照明はまったくなく、他の車の姿もありません。突然、はるかかなたに二つの明るいヘッドライトが見えました。車が私の方へ走ってくる――しかも私と同じ車線だ！　正面衝突を避ける最善の方法を考え、決断するだけの時間はありました。右側によけるのが常識的だと知ってはいましたが、この場合は左によけた方がいい、と私は判断しました。私は左わきに寄って車をとめ、対向車は無事にすれ違って行きました。私は思いました、「ふう、まちがった車線にいることに彼が気づいて、向きを変えてくれるといいんだけど」。

私はまたすぐに車をスタートさせました。すると、はるかかなたに、たくさんのヘッドライトがこちらへ向かってくるのが見えました。今度こそわかりました、まちがった車線にいるのは私の方だ！　と。今度も時間の余裕があったので、どうするか決断できました。私は素早くUターンして、無事に走って行きました。

目覚めたとき、私はこの夢について考えましたが、その意味が解釈できませんでした。再び夜がきて夕べの祈りをするとき、不安で落ち着かなかったので、どうか安心を与えてくださいと神に祈りました。そう口にしたとたん、私はその祈りがかなえられたことを悟りました。そしてあの夢は、私はこれまでまちがった方向に進んでいたが、今はもう正しい道を進みつつある、というメッセージだったとわかったのです。

私たちは実際に夢の中で祈ることができるのだろうか？「明晰夢《めいせきむ》」という分野を研究している近年の多くの学者たちは、それは可能だと答えている。「明晰夢」とは、夢の中でこれは夢だと自覚している状態で、そこではしばしば、夢の内容を自分の意志でコントロールすることができる。

「明晰夢」については、スティーヴン・ラバージ、ジェーン・ガッケンバック、ロバート・ヴァン・デ・キャッスルをはじめ多くの研究者による著書があり、この魅力的な分野を探究したい人は誰でも、手にいれて読むことができる。

超心理学の研究者スタンリー・クリップナーとモンタギュー・ウルマンが研究室で行なった実験では、人は夢の中でも特定の情報を得られること、その情報を意図的に、離れた場所にいる人とやりとりできることが示された。この実験結果は、夢の内容は一部の科学者がいうような無意味な雑音ではないことを示している。

歴史上のどの文化をみても、夢や夜間の祈りは偉大な聖職者やシャーマンや預言者《よげん》たちの役に立ってきた。ほとんどの文化で、夢の中で起きる出来事は、神へ至る道だと考えられていた。聖書においてさえ、夢は全能なる神から人間へ叡智《えいち》を伝えるパイプのようなものとみなされている。

こうした古くからの慣習の前に立ちはだかる障害には、祈りとは語ること、朗唱《ろうしょう》、儀式、大聖堂や教会やシナゴーグ（ユダヤ教の会堂）に集うことなど、「目覚めている」ときの行為だという近代的な考え方がある。これらの行為ももちろん祈りだが、それだけがすべてではない。

十三世紀のキリスト教神秘思想家マイスター・エックハルトはこういった。「万物の中で、沈黙ほど神に近いものはない」――夢もまた、この沈黙に含まれると考えてもいいのではないだろうか。

無限なるものをかいま見る

私たちが背負っている大きな重荷のひとつに、人生は死によって悲劇的な終わりを迎えるという確信がある。この恐怖のもとにあるのは、時間は河のように流れて人を消滅へと向かって運ぶもので、決して逆には流れないという私たちの信念である。死はすべての人間を待ちかまえており、誰も時間の猛威《もうい》から逃れることはできない、というわけだ。

人はふつう、時間は一方通行で流れるものだと感じているが、実はこれまでの科学の歴史において、時間がそのように流れることを証明できた実験はひとつもない。この事実には多くの人が驚く。時間についてのこんな基本的な問題は、ずっと昔に科学者たちが解明したものと思い込んでいるからである。実際には、時間の性質は科学者のあいだで今でも激しい議論がなされており、解答は見えていないのである。時間の本質について、科学者たちから最終的な解答をもらうことを期待してはいけない。

ノーベル賞受賞者イリヤ・プリゴジンのように、世間一般の常識にそって、時間の直進性と方向性を再確認しようとする研究者もいる。そうかと思えば、やはりノーベル賞を受賞したリチャード・ファインマンのように、時間の本質は「むずかしすぎる」と宣言する科学者もいる。それについては、人間はこれから先も長くわからないままだろう、というのである。物理学の一分野「ひも理論」の権威である物理学者ジョン・ヘーゲリンは、時間は秒、分、時間といった連続的な単位からできているのではない、と考えている。むしろ、「時間の唯一の自然な単位とは『永遠』である」と彼はいっている。

人生は、死によって悲劇的な終わりをむかえるよう運命づけられているのだろうか？　それは、時間の本質についての私たちの答え方しだいである。時間が、私たちが思い込んでいるように流れるものではないとすれば、死の意味についても別の見方をする必要が出てくるだろう。死がおこらないというのではない。死の意味が、一般に考えられているものとは違うかもしれないということだ。死は、私たちが考えているような絶対的な終わりではないのかもしれない。

私たちはどんな選択をすればいいのか？　死なないようにと祈る代わりに、「時間についてこれまでとは違った考え方ができますように」と、常に消滅へと向かう流れとしての時間ではなく、永遠としての時間を求めて祈ればいいのかもしれない。祈りによって、そのような「流れることのない時間」を体験できれば、死を悲劇としかみなせない私たちの考え方は克服できるだろう。

祈りは、永遠がどんなものかをたしかに見せてくれる。祈っているとき、私たちはしばしば時間が止まったように感じ、永遠をかいま見る。この感覚を、祈りの時だけでなく目覚めているすべての瞬間にまで広げることはできるはずだ。時間の中での自分の新しいあり方がとてもリアルなものになり、私たちは、自分は本当は不滅なのだということをいつも感じられるようになるだろう。こうした目覚めを得た人にとっては、不死は理屈だけのものではなく、たしかなものとなる。これは祈りが死という悲劇を克服するひとつの方法である。不幸な出来事がおこるのを防ぐのではなく、時間の感じ方を変えることでそのような出来事がもつ衝撃を根本的に変えてしまうのである。

私たちは祈りに多くの時間を費やすのでなく、時間のために祈りを費やすべきなのだろう。ここでいう時間とは、私たちの恐怖と不安のもとである「流れ去る時間」ではなく、無限の、永遠という時間のことである。

どうして祈りはこの世のあらゆる悲劇を根絶できないのか？　いや、ひょっとするともう根絶しているのかもしれない——永遠という時間の中では。

病んでも、自分自身を許してあげること

「私の精神的な修練がもっとできていれば、検査の結果は『問題なし』になっていたでしょうに」と、私の患者のひとりはかつていった。人はどうして病気になったことで自分を責めたりするのだろう？　私はこれを「ニューエイジ思想型の罪悪感」と呼ぶのだが、昨今こうした考え方は社会にずいぶんひろまっている。同じ論理で他人に責められることさえある。私はこれを「ニューエイジ思想的な非難」と名づけている。

たしかに、病気は精神の反映でもありうる。たとえば仕事で極度の心理的なストレスを受け、仕事が要求してくるものを自分でコントロールできない人は、心臓発作をおこす率が高い。また、いわゆるタイプA性格の人（ストレスや心配を感じやすく、人生全般に対してシニカルで怒りっぽい人）は、心臓病で比較的若いうちに死亡しやすいこともよく知られている。

しかし、このような例があるからといって、あらゆる病気が心理的な問題や精神生活の堕落と関係があるわけではないだろう。多くの聖人や導師たちがひどい病気にかかったし、若くして亡くなった例もある。神学者のカレン・アームストロングも『神のヴィジョン』という著書で「神秘主義の実践には健康上の重大な脅威がともなうこともある。神秘主義

的な生活には、『あなたの心と肉体の健康をひどく損なうおそれがあります』という健康上の注意書きをつけるべきだ」と述べている。もし「精神的であること」が病気に対する免疫力を高めてくれるなら、歴史上の聖人や導師たちは全員健康で長命だったはずである。そうでない場合がしばしばあるという事実は、人間は偉大な精神的高みに到達して、かつ、重い病気にもかかりうることを示しているのである。

近代インドで最も敬愛された聖者ラマナ・マハリシの胃の細胞はなぜがん化したのか？　生ける神ともいわれたこの人はなぜ、胃がんの苦痛の中で死を迎えたのか？　悟りをひらいた者であった釈迦《しゃか》は、なぜ食中毒で亡くなったのか？　十六世紀スペインの聖女アヴィラの聖テレサは、なぜ関節炎で脚が不自由になったのか？　あるいは、生涯を通して偉大な精神的業績を上げてきたのかもしれない誰かの検査結果が、「問題あり」と出たりするのはなぜなのか？　ここにあげたどの例においても、体内の細胞は単なる細胞だっただけであり、他の細胞もしていることをしていただけなのだろう。その中には、ときたまおかしい機能をするものもあろう。

ここ半世紀で、医学者たちは、心とからだのあいだに非常に密接なつながりがあることを発見した。彼らの洞察はすばらしいものではあるが、あまりに拡大解釈をしすぎてはいけない。精神的健康と身体的健康との相互関係は、全般的に認められることではあるが、一定不変のものというわけではない。仮に精神的な課題をきちんと行なったとしても、絶対に健康にめぐまれるとは限らないのである。

旧約聖書『ヨブ記』の第一章には、聖者ヨブについて「その人となりは全《まった》く、かつ正しく」とあり、その後には「ヨブは罪を犯さず、また神に向かって愚かなことをいわなかった」とある。病めるヨブの物語は、無垢《むく》な正しい人と、身にふりかかる災難と、からだの病気とが並存しうることを示している。私たちがいくら精神的に進歩していても、からだの細胞が勝手にわが道を行き、不調になることも時にはあるのだ。

ほとんどすべての人間は、おそかれはやかれ病気というものを体験する。お決まりの問い——「どうしてこんなことになるんだ？」「なぜ私が？」——が口をついて出ても、私たちは問題をおこしたことで自分を責めたくなる気持ちをおさえるべきだ。私たちの内臓や、細胞や、分子がうまく機能しないときには、それらを責めたてるのではなく、むしろそれまで忠実に生命を維持してきてくれたことに感謝し、ほめたたえてあげるべきではないだろうか。

米国ホリスティック医学協会の前会長で医学博士のグラディス・マッギャリーは、からだに対してゆるしと明るさに満ちた態度をとることの価値を理解している医師である。彼女は、女性は乳房の自己検診をする際に、あまり神経質にならない方がいいと語っている。

おそれおののきながら乳房のしこりを探すのではなく、手を触れる前に、友だちに呼びかけるような感じで乳房に話しかけるといい、と彼女はいう。たとえばこんなふうに。「こんにちは！　元気？　今日の調子はどう？」

私たちは自分のからだに対し、あまりに多くを要求しすぎないようにするべきだろう。その方が、からだも喜んでくれる。いつも完璧でいろといわれ続けていたら、誰だって嫌になるだろう。

「御心《みこころ》が行なわれますように」と祈ること

「御心が行なわれますように」「最善なることがおこりますように」と祈るには、最善の結果が必ず訪れるという信頼と信念が必要である。また、このような祈りは、自分の好みや要求はわきへ置いておくことを意味する。これが非常にむずかしい場合もある。たいていの人間は、自分には何が最善かが前もってわかっている気がして、せっかちに神様になすべきことを命じてしまうからだ。

内容を特定しない祈りをするときにも、私たちはこっそり自分なりの心づもりをもっていることが多い。もし病気の人が「御心が行なわれますように」と祈ったとすれば、その人は「まあ、病気が治ってくれてもいいんだけど」と心のどこかで思っていることが多い。あるいは「御心が行なわれますように。ただし、そのついでに昇進させてください」と祈っていたりする。「御心が行なわれますように」という祈りが、私たちの個人的な要求や願望で汚染されていたら、その祈りは誠実なものとはいえない。

内容を特定しない、非指向的な祈りを用いるべき理由のひとつは、私たちの知識は限られているからである。たとえ最善のことを求めて祈っていると思っていても、まちがっているかもしれない。

祈りの研究機関スピンドリフトの前副所長デボラ・ローズは、例えとして、トマトの苗の健康を願って祈ることをあげている。私たちは、トマトの苗にとって一番望ましいのは、より大きくより赤いトマトを早く実らせることだと思い込んでいる。しかし、これが一番いいことなのだろうか？　そうしたトマトは、苗を温室に入れれば作ることができる。しかしそのような育て方をしたトマトは味が落ち、実の数が減り、病気に対する抵抗力も弱くなるのである。つまり、自分ではトマトの健康のために祈っていると思っていたのに、実際にはトマトにとって不健康なことを祈っていたわけである。

ただ「御心が行なわれますように」とだけ祈った方が、賢明だったということだろうか？　もしそう祈って、トマトの成長が遅く、希望したより実が小さく、実の数も少なかったとしたら、私たちは祈りがかなえられなかったと文句をいうかもしれない。しかしトマトの立場からみれば、祈りはかなっていたのかもしれないのである。
ローズによれば、スピンドリフトの研究は、祈りにはある種の独特な「制御力《せいぎょりょく》」があることを示しているという。これは祈りが生き物を、それ自身の健康にとって有益である以上に刺激するのを妨げる力である。スピンドリフトの実験で、酪農家たちが「御心が行なわれますように」と祈ったとき、彼らの牛はミルクをより多くではなく、より少なく出した。ローズはそれをこう説明している。

その「制御力」は、牛の産乳量《さんにゅうりょう》を減らしました。なぜなら、アメリカの乳牛は一般に、健康上適量である以上に多くのミルクを出すような条件に置かれ、またそのように飼育されているからです。人は「おや、私の祈りは効かなかったじゃないか。ミルクの出が少なくなったぞ」というかもしれません。しかし、祈りはかなえられたのです。その「制御力」は、その生き物にとって一番いいことをしているのです。必ずしもあなたが期待したことではないとしても。

スピンドリフトの研究者たちが仮説として提示したこの「制御力」は、生き物のニーズだけでなく、ひとつの共同体全体のニーズを考慮してくれることもあるようだ。

もしあなたが食うに困る状態にあり、農場を維持できそうになくて、農場を守り、家族を養う金をかせぐために、牛にもっとミルクを出してほしいと祈ったなら、「制御力」は牛がもっとミルクを出すようにはたらくかもしれません。ただし、それが牛に苦痛を与えないような方法で。「制御力」は、共同体全体にとって最も良いようにはたらくのです。この力を操《あやつ》ったり、だましたりすることはできませんし、それはみずからの倫理観、つまり正義の体系をもっています。この力は、全体のニーズに対応するのです。

スピンドリフトはこのような仮説についての実験を続けている。祈りはアメリカでは牛の産乳量の減少をもたらしたが、ハイチのヤギに対しては産乳量を増加させた。ハイチでは、ミルクはどうしても必要だった。アメリカではそうではなかったのである。スピンドリフトの研究者たちはこれを、「御心《みこころ》が行なわれますように」という祈りがもつ「制御力」が、盲目的に作用するのではなく、ある生き物と社会全体の両方のニーズを考慮していることを示す例だと考えている。

このような考え方にとまどう人もいるかもしれない。生き物のニーズとは何なのか？　共同体とか社会全体のニーズとは何なのか？　そのバランスをどうとるのか？　しかし「御心が行なわれますように」と祈るとき、私たちはその答えを知る必要はない。「制御力」は、私たちの助けなどなくても、ちゃんとその答えをもたらしてくれるのである。

スピンドリフトのチームは、ハイチの田舎の人々の保健活動に関わるうちに、ミルクの保存の問題につきあたった。そこで彼らは、ミルクを新鮮に保つための、何か単純な冷却装置を与えてくださいと祈った。すると、装置は現れなかったものの、冷却しなくてもミルクが前より数日間、長もちするようになったのである。彼らはアメリカに帰ってから同じことを再現しようとしたが、うまくいかなかった。「どうして結果が違ってきたか私たちには確信はありませんが、ニーズの問題となんらかの関係があると考えています。アメリカの私の台所ではあまりミルクが長もちする必要はありませんが、ハイチでは、ミルクを新鮮に保つことはまさに命に関わることなのです」とローズは語っている。

ローズの見解が正しいのなら――つまり実験を行なう場所と社会的な状況が重要な意味をもつなら――これは科学にとって重大な意味がある。現代科学の考え方では、実験が行なわれる場所はどこであってもいい。ある実験がボストンで成功するなら、それはブラジルでも成功するはずなのである。このことは、ある種の実験ではたしかに真実なのかもしれないが、祈りやそれに似た意識の活動についての研究では違うのかもしれない。科学理論は、祈りの作用のしかたを説明するために、現在の枠組みを拡大しなければならないのかもしれないのである。

私は以前に、「御心が行なわれますように」というタイプの祈りは「逃げ」の手だと非難する手紙を、ある男性から受け取ったことがある。「勇気のない人間がこういうやり方に惹《ひ》かれるのです」と書いてあった。「『御心が行なわれますように』と祈れば、祈った人はいつも願いがかなったということができます。祈りが無意味だという事実と直面しないですむのです。勇気があれば、具体的なことを願って、祈りがかなえられない事実に直面する危険をおそれないでしょう」

私はこの意見には反対である。「御心が行なわれますように」の類《たぐ》いの祈りは臆病者《おくびょうもの》のためのものではなく、それが何であれ、絶対なるものの判断を受け入れる強さをもった人のためのものなのだ。特定の要求や願いごとをする方がずっと簡単である。より多くのミルクではなく、より少ないミルクで満足することの方が、ずっとたいへんなことなのだ。

アイオワ州でとうもろこしに祈った例

前にもふれた、「祈ってくれる人々のリスト作り」について考えてみよう。アイオワ州ガットンバーグのメソジスト派の牧師カール・E・グッドフェロー師のリストには、一万二〇〇〇の名前がのっている。これはアイオワ州北東部の彼の教区を構成する八つの郡の農家のほぼ総数にあたる。しかし、グッドフェロー師はもっと大きなことを考えている。彼のリストに載る名前は、まもなく一〇万近くになるだろうというのだ。これは州全体のすべての農家の数である。

グッドフェロー師は、神学校で博士号をとるための研究の一環として、祈りについての調査を始めた。その当時彼は、祈りによっておこる教区内の社会的な変化に関心を抱いていた。やがて彼は、祈りが種子の発芽率と成長特性に影響を与えることを示す証拠を得た。その後彼は、世界屈指の豊かな農地を誇るアイオワ州で農村地帯の牧師となり、祈りが植物に与える影響について実験するすばらしいチャンスをえたのである。

グッドフェロー師の教区民たちは種子のために祈りはじめ、祝福された種子はより多くの実りをもたらした。続いて彼は、トウモロコシ畑の特定の区画への恵みを神に祈った。

実験に参加した農夫たちは、祝福を受けた区画はより多くのトウモロコシが実ったと報告してきた。農夫というのは現実的な人たちである。何かがうまくいくなら、それに注目する。マスコミもそうだった。グッドフェロー師のプロジェクトは全国的な出版物に取りあげられ、彼はいくつかのトーク番組にも招かれた。

なぜこれほどの関心を巻きおこしたのだろう? 近年アメリカの中西部全域では、人々が不安を感じるほど穀物の不作が続いていた。地域経済は、ひとつの農場がつぶれるごとに約七万ドルの損失をこうむる。損失は経済的なことだけではない。アイオワ州では、農村に住んでいるいないにかかわらず、人々は農場との結びつきを強く感じている。農村人口の減少により、社会構造自体が危機に瀕《ひん》しているのだ。隣人が姿を消し、学校や教会がさびれ、地域社会全体の存続が脅かされるのを、誰もが目のあたりにしているのである。

グッドフェロー師は、自分の地域の他の聖職者たちと、この問題についての話し合いを始めた。話をした誰もが彼と同じように、農村の衰退がおよぼす影響を危惧《きぐ》していた。祈りが穀物に効いたのなら、農夫たちにも効かないはずはない、とグッドフェロー師は考えた。そして彼は、アイオワ中のすべての農夫のために、祈ってくれるパートナーたちを見つけようと決めたのである。パートナーたちには、一九九五年一〇月八日から一一月三〇日までのあいだ、つまり収穫の最盛期に、毎日祈ってもらうことにした。ところがアイオワ州全体で一〇万軒の農家があると知って、グッドフェロー師は驚いた。「ちょっと手に余ると思いました」と彼はいう。そこで計画を縮小し、彼の教区内にある八つの郡のおよそ一万二〇〇〇軒の農家だけを対象にしたのである。

この企てに賛同した人たちは、めいめいが祈る対象となる一〇軒の農家の名簿と、農村の雰囲気を強く感じさせる敬虔《けいけん》なメッセージが載ったパンフレットを受け取った。名簿に載ったそれぞれの農家は、毎日、パートナーから名前をあげて祈ってもらった。

祈る人の中には匿名《とくめい》を希望する人もいたが、教区民の中で祈る役を引き受けた人たちは、リストにある農家にしばしば手紙を書き、相手が希望すれば、このプロジェクトで使われている宗教的な内容のパンフレットも当人たちに送った。

「多くの農家にとっては、教会からの連絡といえば寄付金の依頼だけなんです」とグッドフェロー師はいう。「あなたたちのために祈っています、教会や地域社会や学校であなたたちが果たしている役割に感謝しています、なんていう便りをもらったのはたぶんこれが初めてでしょうね」

教区民たちは、豊かな収穫のために祈ることとあわせて、農場での事故が減りますようにとも祈った。アメリカの農家ではこれが不幸の種になっているのである。農業はきつい仕事というだけでなく、非常に危険でもあるのだ。指や手や腕を失った人を、アメリカの農場ではよく見かけることがある。

アイオワ州のプロジェクトで使用されたパンフレットは『神の収穫――神の人々』と題されており、州の北東部に住む人々みずからが書いた、地元からの励ましに満ちたメッセージを集めたものである。メッセージはどれも感動的だ。

オーロラとラモントにある合同メソジスト教会の牧師ジョアン・ハリー師は、みずからも農家の育ちで、彼女の父親が農作業中の事故で片腕を失ったときのこと、そしてその後のリハビリテーションについて書いている。彼女の父親は左手の代わりにつけた装具と「仲良くなり」、やはり怪我《けが》をした他の農夫たちのもとをよく訪れたという。そして神の恵みにより自分も立ち直れたのだから、君らにもできるさと励ましたのだそうだ。その数ページ後では、カルマーのリチャード・ショーという人が、農場を離れるしかなかったときの胸の痛みを語っている。このような信仰と喪失とのメッセージを読んで、私は深い感動をおぼえた。

私自身もテキサス中部の小さな綿づくり農家で育ち、これまでずっと、農家には深い尊敬を抱いてきた。彼らはきびしい日々をすごしながらも、私がこれまで出会った中で最も精神性を重んじている人々だといっていい。彼らはたいてい、土地に対して神聖な、敬虔な気持ちを抱いている。アイオワの人たちの書いたメッセージを読んで、私はますますその思いを強くした。

「自然のしくみとサイクルを尊重しよう」アイオワ州エッジウッドの合同メソジスト教会のメアリー・K・グリーン師は、一九九五年一〇月一〇日のメッセージで書いている。

私たちの周囲の環境を知り、何が必要かを知りましょう。正しい論理と、倫理と、生命をはぐくむ愛の力を活用しましょう。羊飼いなら誰でもそうするように。

農地のもつ表土《ひょうど》の喪失は、文明の基盤をゆるがす脅威です。農地がなくなれば、生命の潜在力もなくなります。農民は毎年二四〇億トンの表土を消耗させることで、九二〇〇万人以上の人々を養うことを要求されているのです！

私たちの未来は、いかに土地にダメージを与えずに農業をするかにかかっています。地球上の大地と水の運命は、私たちがそれをどう使うかによって決まるのです。すべての人間には行動するチャンスがあります。肉体的にも人格的にも精神的にも、私たちを支えてくれている土地とのきずなを実感しましょう。あなたがたの行ないが、神の創りたもうた世界に実質的な善《よ》き変化をもたらすことを知り、それによって行動への力を得ましょう。正しいことを始めましょう。善き羊飼いになりましょう。たとえそれが困難で、不便で、代価のつくものであったとしてもです。

カール・グッドフェロー氏の妻リズは、同年一〇月二八日付の次のようなメッセージを書いている。彼女も農家の育ちで、子どもの頃、忙しい農家では痛みと苦労が決して縁遠いものではないことを学んでいた。

事故はあっというまにおこりました。私の兄がサイロの荷下ろし機のスイッチを入れたと思ったら、次の瞬間には父の腕から血が流れていました。上にいた父はその機械の調子を直そうとしていて何か叫んだのですが、私たちはその言葉を聞きまちがえてしまったのです。「ああ、神様、助けてください。私たちは一体何をしてしまったのでしょう?」

ありがたいことに父は冷静で、正気を保っていました。どうすればいいかを自分で素早く指示し、すぐに母といっしょに救急治療室へ向かいました。他の者は家に残り、仕事を片づけながらあれこれ思い悩んでいました。父さんは治るのかしら? どうして、こんなことがおこらなくちゃいけないんだろう? もう、お手伝いができる日はこないのかしら? 私たちの心は絶望に沈んでいました。悪いことをするつもりなんかなかったのに。「ああ、神様。私の叫びを聞いてください。私の祈りを聞いてください……」父はその日のうちに帰ってきました。傷をすっかり縫い合わされ、微笑みながら……。

この祈りのプロジェクトが始まってからというもの、農夫たちは興味深い体験の報告をよせはじめた――「災難になっていたかもしれないのに、そうならなかった出来事」の報告である。ある農夫は穀物といっしょに運搬車に吸い込まれてしまった。窒息する可能性もあったが、彼は無事ひきずり出されたという。ホークアイの近くに住む別の農夫は、一般道でコンバインを運転していたとき、突然大型トレーラーが目の前を横切った。彼が致命的な衝突事故を避けられたのは「奇跡」としか考えられないという。

このような祈りの方法に反対する人たちもおり、穀物の豊かな実りを祈るなんて利己的だ、と彼らは主張する。しかし穀物のための祈りに反対するこの人たちは、その主張のつじつまを合わせるためなら、「わたしたちの日ごとの食物を、今日《きょう》もお与えください」(『マタイによる福音書』第六章第一一節)という「主への祈り」も拒否するのだろうか？　穀物で作られた糧《かて》、つまりパンのために祈ることを拒否するのだろうか？

グッドフェロー師の祈りのプロジェクトは、単位面積あたりの収量を大きく増やした。彼は、祈りは祈ってもらった人や状況のために作用するだけでなく、祈っている当人にとっても良い作用をおよぼすと信じている。

彼は牧師として、誰かが他人の幸福のために祈れば、祈ったその人自身も思いやりのある人間になるという事実をずいぶん見てきた。そのような人は、人に電話をかける時間をつくったり、道で誰かに話しかけるために立ち止まったり、困っている人に食べ物をもっていったりするようになったのである。

だから、グッドフェロー師の祈りのプロジェクトが農夫たちだけでなく、町の住人にも良い影響を与えたのも驚くにはあたらない。町の住人たちは農夫たちをよりよく理解するようになり、手紙や電話で彼らを気づかう気持ちを伝えるようになった。農夫たちはそれに感謝している。ある農夫は、実に多くの人が農家になんの好意ももっていないこのご時世に、応援してくれる人がいることを知るのはとてもうれしいといっている。メルヴィルのある農夫は電話してきてこういった。「あなたは私をご存じないでしょうが、ひとことお礼がいいたかったんです。私たちは毎日いろいろなプレッシャーにさらされているから、誰かが私たちのことを気にかけていてくれると思うと、本当にうれしくなるんですよ」

グッドフェロー師のもとへは、メッセージを載せたパンフレットを送ってほしいとか、祈りのネットワークをつくるのにアドバイスしてほしいとかいう要望が殺到している。彼は今アイオワ大学のチームと共同で、収穫高と農場での事故発生率について、祈りがあたえる影響の実際のデータを収集中である。彼はこのプログラムをアイオワの一〇万の農家すべてに拡大し、その次には中西部のすべての農家に拡大しようと計画している。そのための資金はどこからでるのかって? それもちゃんと彼の「祈り手のリスト」に載っている。

祈りへの答えは、必ずしも「イエス」とは限らない

人はよく、どうして祈りは一〇〇パーセント応《こた》えてもらえないのかと不思議がるものだ。しかし、祈りが応えられなかったとどうしてわかるのだろう? 祈りには、イエスの他にもたくさんの立派な答えがある。たとえば「ノー」「たぶんね」「かもしれないな」「まだだ」「なんともいえないな」などである。可能な答えを全部足し合わせれば、私たちの祈りは一〇〇パーセント応えてもらえているのではないだろうか?

医学的な観点から祈りを見れば、「それなら、一〇〇パーセント効く治療法というのはあるのか?」という問いになる。そう、そんな治療法は今まであったためしがないのである。最高に強力な治療でも、時には失敗するのだ。さらに、ある治療法が特定の患者に効くかどうか、医師が前もって知りうるなど、まったく不可能なことなのだ。私たちはただ可能性を秤《はかり》にかけ、試してみて、うまくいくように願うだけである。しかし医師なら誰で

も知っているように、うまくいかないこともある。祈りも同じことである。結果がどうなるかは決してわからないが、それでも祈るのだ。

私たちの祈りに、必ずしも「イエス」という答えが返ってはこないのは、悪いことではないのである。たとえば、人類の歴史で名前をつけられたすべての病気について、治してほしいという祈りがかなえられていたとしたら、ほとんど誰も死ななかったことになる。それでは何千年も前に、ものすごい人工過剰で全世界的な災厄《さいやく》がおこっていたことだろう。今では足の踏み場すらなくなっていて、すでに地球は人間が住めるようなところではなくなっていただろう。

事実は、私たちは何を願ったらいいのか、常にわかるほど賢くはないということである。私たちは、時には自分の祈りから守られる必要があるのだ。考えてもみてほしい。シカゴやロサンジェルスやニューヨークの繁華街で、たったひとつ残った駐車場所を私にくださいと、何千人もの人間が同時に祈ったらどうなるだろう? その祈りがすべてイエスと応えられたら、全員が同時にひとつの場所に集まって、想像を絶する破壊的な事態がおこるだろう。

C・S・ルイスは『神と人間との対話』で、私たちの限界をいみじくもこう表現した。

「私が今までにした馬鹿げた祈りを神がすべてかなえていたとしたら、一体、今ごろ私はどうなっていたことでしょうか？」

どうして祈りは必ずしも「イエス」と応えてもらえないのか？　それは形をかえた神の祝福なのだ。そうではないように見えたとしても。

祈りの内容に気をつけよ

最近のギャラップ世論調査によれば、人々が祈るときのテーマの上位五つは、「家族の幸福」「感謝」「許し」「心の強さ」「個人の平安」だということだ。それでも、祈りをおもに物質的なものを得る手段とみなしている人は非常に多い。

もちろん、そのような考え方は目新しいものではない。十三世紀の偉大な神秘主義者マイスター・エックハルトは、祈りのこうした使い方を憂《うれ》えていた。そして説教の中で、人々は神をまるで雌牛《めうし》のように、つまりミルクとチーズを与えてくれるものとしてのみ利用していると嘆いた。おそらく彼は、「祈り prayer」という語がラテン語の「precarius」（乞うことによって得る）と、「precari」（乞い願う）――熱心に懇願《こんがん》し、哀願すること――からきたものだと知っていたのだろう。

しかし、私たちが祈りで何かを求めたからといって、それだけでは必ずしも欲張りだとはいえない。「もっと健康になりますように」と求めるのは、他人のためにもっと役立ちたいと思ったからかもしれない。困っている人を助けるためのプロジェクトを立ちあげるために、もっとお金がほしいと求めることもあるかもしれない。人を思いやり愛するための能力を、もっとくださいと求めることもあるかもしれない。

だが私利私欲のために祈る人は、気をつけた方がいい。祈りには、それを濫用《らんよう》する人間に対して「懲《こ》らしめ機能」がそなわっているようだ。

「良い妖精からの報い」をテーマにしたいくつもの民話にもそれは暗示されており、これについては人類学者メアリー・キャサリン・ベイトソンのすぐれた著作がある。そういった民話は、際限のない利己的な欲望は自己矛盾や板ばさみをまねくと、警鐘を鳴らしているのだ。

ベイトソンは、このような物語が万国共通であることを発見した。彼女は古典的な例として、ギリシャ神話に出てくるフリギアのミダス王の話をあげている。王は手に触れるすべてのものが黄金になるようにと祈り――本当にそうなった。彼はまるで全能の錬金術師のように、歩きまわる先々で、自分の好むすべてのものを、生気のない、キラキラ輝く黄金に変えたのである。彼の手を逃れたものは何もなかった。彼の愛する者たちさえも。そして結局は、王の人生は悲劇的なものとなったのである。

ベイトソンはまた、二〇〇ドルほしいと願い、それはかなえられたものの、その代償として息子が事故死してしまった夫婦の物語も取りあげている。この物語では、次に夫婦は息子を返してほしいと願うが、生き返った息子はふた目とみられないほど醜い姿になっていた。そこで今度は、もう一度息子を死なせてほしいと願ったのである。また、地面につくほど長いペニスがほしいと願い、そう願ったとたん脚が消えてしまった男の話もある。

「良い妖精からの報い」のような物語が世界中にあるという事実は、そのような話に何か大切な目的があることを示している。一説には、それらは子どものしつけに役立ってきたといわれてきた。子どもは往々にしてとんでもないことを願う。時には、両親や兄弟姉妹の死といった破壊的な願いごとをすることさえある。「良い妖精からの報い」の物語はきっと、無分別な願いごとに隠された危険を子どもたちに教えるために生み出されてきたのだろう。

「良い妖精からの報い」の物語は、貪欲《どんよく》な祈りに対してもあてはまる。私は『アウト・オブ・タイム』紙でこんな漫画を見たことがある。ひとりの男が「神様、私の敵を全部やっつけてください」と祈っている。男は次に「ではどうか、ひとつだけ願いを聞いてください。私にとって本当に最悪の敵をひとりやっつけてください」と祈る。次の場面では、天から稲妻《いなずま》が「バシッ！」と落ちてきて、その男を燃やしてしまう。すると、灰の中から男の声が聞こえる。「すみません、さっきの祈りをもう一度やり直したいんですが」

このストーリーの元は、ギリシャ神話にある。ディオニュソス神の母セメレーが、愛人のゼウス神にそのまばゆい神々しいばかりの姿をお見せくださいと求めたとき、ゼウスはその願いをかなえたが、まさにその化身たるまばゆいばかりの稲妻が落ちてきて、彼女は焼き殺されてしまった。映画作家オーソン・ウェルズはいう、「神々が私たちを罰しようと思ったときが、私たちの祈りがかなえられるときだ」。あるいは作家のスーザン・アーツはこういっている、「何百万もの人間が不死を願って祈っている、雨の日曜日の午後に暇をもて余している人たちが」。

以上のことから、どうやらこんな教訓が得られそうである。「願いごとをするときは気をつけなさい。本当にかなえられてしまうかもしれないから」

私の知っている男性で、今までに聞いたこともないタイプの祈りを考え出した人がいる。彼はそれを「前置きの祈り」と呼んだ。どんな祈りをするときも、必ずその祈りを始めに置くからだ。それは単純なもので、「祈り方を知る知恵を与えてください」というものである。

ところがある日、彼はふと、この祈りではまずいと思った。その前置きの祈りの前に、前置きがいるような気がしたのである。そこで彼は、「祈り方を知る知恵を与えてくださいと祈る、その祈り方を知るための知恵を与えてください」と祈った。初めてそう祈ったあと、彼は突如、笑ってしまった。自分は果てしなくさかのぼらねばならなくなることに気づいたからである。これでは肝心の祈りの中身にいつまでたってもたどりつけない。

彼は突然、自分の祈る行為自体が不必要なような気がしてきた。そこですべての言葉を捨て、沈黙の祈りを選ぶことにした。自分にはそれが一番充実した祈りだと気づいたのである。

ネガティブな祈りに注意せよ

私たちの欧米型の文化は別としても、ほとんどの文化では、人は離れた場所にいても思念の力で他者を害することができると信じられてきた。しかも相手がそれに気づいていなくても、である。

多くの人は「神は愛なり」といい、原則として祈りを他の生き物を害するために使うことなどできるはずがないと主張する。これは哲学者アラン・ワッツがいう「神の周辺をきれいにしておきたい」という人間の意図を反映したものだ。

しかし実際には、聖書には魔法の言葉や呪いが山ほど出てくる。神の周辺は、私たちが思っているほどきれいではないのかもしれない。たとえば預言者エリシャは、彼のはげ頭をからかったからといって四二人の子どもたちを熊に食わせてしまった（旧約聖書『列王紀（下）』第二章第二三、二四節）。使徒パウロは、ある魔術師を盲目にした（新約聖書『使徒行伝』第一三章第一一節）。イエスでさえ、実をならせないからといって、一見なんの罪もないイチジクの木を枯らしてしまった（新約聖書『マタイによる福音書』第二一章第一九節および『マルコによる福音書』第一一章第一三、一四節、二〇〜二二節）。

これらは呪いであって「ネガティブな祈り」ではないのだろうか？　そうかもしれない。しかし熊に食われた子どもたちや、盲目にされた魔術師や、イチジクの木にとってみれば、呪いであろうと不吉な予言であろうとネガティブな祈りであろうと、大した違いはないだろう。

呪いとネガティブな祈りをほとんど区別してこなかった文化もある。その一例はポリネシアの文化だ。ここは、「死の祈り」とよばれる慣習の本家本元である。この儀式はハワイ諸島にも伝わり、かなりくわしく研究されている。カフーナとよばれる呪術師たちがこの儀式を用いるのだが、それは社会的に甚大《じんだい》な混乱をもたらしている者に対して、他の手段ではどうにもならない時にだけである。

呪術師たちはひとつの島に集まり、遠くの島にいる問題の人物の死を祈る。相手はその事実を知らない。これは場所を限定しない（非局在的な）、離れた場所からの呪いなのか、あるいはネガティブな祈りなのか？　それはどちらでもいいことだろう。

これは西インド諸島での、ブードゥーという呪術の伝統にみられる種類の呪いとは違う。ブードゥーの場合、相手の人物は呪われていることを知らされるのが普通であり、それによって当人が感じる不吉な予感も、呪いの実現に一役買うのである。カフーナによる死の祈りの場合は、犠牲者は知らない。その死は、暗示や予期や逆プラシーボ効果（ノーシーボ＝信念による病の悪化）によるものではありえないのである。

ほとんどすべての文化は、祈りにネガティブな影の側面があることを当然とみなしている。そしてそのような祈りから身を守るために、さまざまな方法を考え出してきたのである。入念に練り上げられた儀式、対抗する祈り、偶像、護符《ごふ》、その他いろいろな行動が、有害な効果を打ち消し、安全を与えてくれるものと信じられてきた。『マタイによる福音書』第六章の「主の祈り」にも、「わたしたちを試みに会わせないで、悪しき者からお救いください」とある。これはいかにも保護を願う祈りのように聞こえる。

ほとんどの人は、「真実の」祈りは人を害するはずがないと信じ込んでいるようだ。祈りに続いて悪いことがおこっても、それは本当は祈りの「せい」ではないといい張る。もしその祈りが純粋なものだったら、悪い結果にはならなかっただろうという。神の周辺をきれいにしておくためなら、いろんなことをいうものだ。しかし私たちはたぶん、ネガティブな可能性をあまり簡単に退けてしまってはいけないのだ。もし本当にネガティブな効果があるのに、私たちがそれに目をそむけてしまえば、みずからを非常に無防備な状態に置くことになるだろう。

人は時として、自分が祈ったせいで他者に害をおよぼしてしまったと信じることがある。その人も、またその祈りも、愛と思いやりに満ちていたかもしれないのに、である。

ある男性は、極度に進行した脳腫瘍に苦しむ妻のために「御心《みこころ》が行なわれますように」と祈ったときのことを書いている。妻は亡くなった。彼は自分の祈りが妻の死になんらかの役割を果たしたにちがいないと思い、罪悪感にうちのめされた。しかし教区牧師のカウンセリングを受けた結果、彼はこの罪悪感を乗り越え、妻の死は、彼女の悲惨な状態からみれば思いやりのこもった結果だったと考えられるようになったという。

祈りは害を与えうるのだろうか？　そう考えている宗教関係者もいるようである。スピンドリフトの研究者が祈りの効果についての実験を行なっていたとき、その種の研究に反対する教区民たちはなんと、実験が失敗するように祈っていた。彼らはそのような実験は神を冒瀆《ぼうとく》するものだと思い、妨害するために祈りを用いたのである。

ある女性が記した次の実話を読んでみてほしい。

七〇年代はじめの頃、私は心の成長に努めていて、瞑想とヨーガを行ない、形而上《けいじじょう》学《がく》や世界の宗教に関する本をたくさん読んでいました。そのころ親戚のひとり――義理の叔母――が家にきて数日滞在しました。彼女の滞在中、私たちは信仰、癒し、祈り、瞑想といったことについて共通の興味や考え方をもっているように思われました。

数週間後、叔母は東海岸にある自宅にもどっていたのですが、彼女からの手きびしい手紙が私にとどきました。叔母は私の書棚にあった本について非難し、ヨーガの本や、伝統的なキリスト教以外の東西の宗教の本、形而上学的な内容のすべての本を燃やしてしまわなければいけないと書いてきました。彼女はそれらの本を「邪悪なもの」「悪魔的なもの」と断じ、他の人の手にわたって読まれることのないよう、ぜんぶ焼かなければならないというのです。ふたりで語り合ったことについて、私たちの考え方が根本的に違うことを、私はこのとき初めて知りました。私は本を燃やす代わりにその手紙を燃やしました。

数日がすぎ、私はもうそのことを忘れるようにしていました。ところが突然、毎朝九時ちょうどに奇妙な「頭痛」におそわれるようになったのです。数分のあいだ、自分の頭の中がお皿に山盛りのスパゲティのようにごちゃごちゃになりました。その間はまともに考えることもできません。しばらくするとその感覚とイメージは消えて、翌日まで何事もなく過ごすことができました。この出来事がどんな意味をもつのか知りたくて、私は精神科医をしている友人に助けを求めました。

彼はかつて私に集中的な心理療法を行ない、その後も瞑想と癒しのクラスをもってくれた人です。彼はしばらく私に質問した後、この次にそれを感じはじめたときには「自分のところから電話線がのびていく様子を想像し、それがどこまで行くか見てみなさい」と助言してくれました。そしてその電話線が愛に満ちあふれ、反対側の端にいるのが誰であれ、その人に大きな愛をそそぐイメージを思い浮かべなさいといいました。

私は彼の助言にしたがいました。すると驚いたことにその電話線は、まっすぐ例の叔母の住む東海岸の町までのびていったのです。これには本当に驚きました！　私が電話線に大きな愛を注ぎ入れると、現れかけていたごちゃごちゃのスパゲティのかたまりのような感覚は、消えてしまいました。この電話線のイメージを思い浮かべることを二、三日続けると、頭痛はすっかりなくなり、二度とおこらなくなりました。

この叔母から手紙がきた後、私は彼女が全国的に注目を集めはじめていたある宗教活動に熱心に関わっていたことを知りました。彼女は、毎日正午に数分間祈りをささげるといっていました。彼女のいる東海岸での正午は、西海岸にあるわが家では午前九時にあたっていたのです。

この出来事は私にとって、祈りの力を思い知るきびしい教訓でした。五千キロ近くも離れたところにいる彼女の思念があのように私に作用するなら、他にも思念や言葉はどんな大きな力をもつかわからないではありませんか？　距離は問題にならないのです。私は祈りの力に対して、以前よりさらに大きな畏敬《いけい》の念を抱くようになりました。私は自分の祈りの内容について、そして抱く思念の内容について、ずっと慎重になったのです。

私はそのことを自分のために学んだだけでなく、その後何年にもわたって、人々のために祈りと瞑想のワークショップや研修会を指導する機会を得てきました。そのような場で私は、祈りの力に対して健全な畏敬の念をもつことの大切さを伝えています。私たちは言葉づかい、描くイメージ、祈りにとり入れることのできるいろいろな表現――たとえば「もし御心にかなうのでしたら……」「すべての人のより大きな幸福と共に……」など――についてよく話し合います。

この女性の話には、いくつかの興味深い点がある。

○ネガティブで有害な思念は、意地が悪く邪悪な人間からだけでなく、先の婦人のようになにかの宗教を熱心に信仰している人から送られてくることもある。これは、不寛容で心のせまい人は誰でも、他者を害するもとになる可能性があるということだ。そのような人が、意識的に他者を害するよう祈っているということではない。それよりむしろ、ネガティブな思念は無意識の心に生じ、当人は、自分が他者に対して有害な心の姿勢をもっていることにまったく気づいていない、と考えた方が当たっているだろう。

○頭の中が「ごちゃごちゃになった」と感じたこの女性は、安易に防衛的な姿勢をとったり、祈りや儀式にたよったりしなかった。彼女は「愛」で応えたのである。離れた場所にいて、彼女にネガティブな感情を抱いている相手に、慈しみをもって救いの手をさしのべようとした。この方法が相手にどのような効果をもたらしたのかはわからないが、彼女自身の症状はなくなり、彼女が守られたと感じているのは明らかである。

祈りの名のもとに、私たちがいかに大量のネガティブな思念をまき散らすことができるものか、考えてみればたいへんなものである。スーパーボウルでひいきのチームが勝つように祈るとき、私たちは相手チームの選手たちが負けること、そしてそのチームのファンががっかりすることを祈っているのだ。自国の軍隊の勝利を祈るとき、私たちは間接的にではあっても、敵側の人々の苦しみと死を求めているのである。だからといって、私たちは無抵抗で無気力にしているべきだということではない。ただ、自分が求めたことの結果を承知しておくべきだといいたいのだ。

現代ではほとんどの人が、祈りはプラスの結果をもたらすか、あるいは人畜無害で何ももたらさないかのどちらかだと信じている。祈りが害をおよぼす可能性など、まず誰も考えない。祈りは良いもの、あるいは人畜無害なもの、という思いにとらわれていると、平素は祈りのことなど無視していいと思ったりする。つまり祈りは一種のおまけで、状況がいよいよきびしくなったとき、倉庫から引っぱり出してくるものになってしまう。

ネガティブな祈りの存在を真剣に考えれば、私たちはこれほど楽天的ではいられないはずであり、今よりずっと祈りの力に畏敬《いけい》の念を抱くだろう。私たちを害する祈りの力もあると知っていれば、もっと注意するようになるだろう。祈りはどの瞬間にも現実になりうる。勝手に無視をきめこんでいいような、余分な飾りなどではないのである。

祈りは、われわれを意気地なしにではなく、勇敢な闘士にしてくれる

紀元前五世紀のペロポネソス戦争のときのことである。アテネ対スパルタの海戦が終わり、多くの艦船が今にも沈もうとしている。何百人もの兵士たちが海中であがいている。ひとりの男は大声で女神アテナに祈り、助けを求めていたが、明らかに溺れる寸前だった。船の残骸《ざんがい》にしがみついていた仲間がその男の窮状《きゅうじょう》を見て、こう叫んだ。「アテナ様に祈るのもいいさ、でも祈りながら自分の腕も動かせよ！」

祈りを含む精神的な行為が、ともすれば消極的な態度へとらせん降下していくことは、私たち誰もが認めるところだろう。だからこそ、ドイツのことわざは「神はわれわれに固い木の実をくださるが、それを割ってはくださらない」といい、四世紀のコンスタンティノポリスの総主教、聖ヨアンネス・クリュソストモスは「いま飢えている人に食べ物を与えることは、死者を立ち上がらせることよりも偉大である」と諭《さと》したのである。

祈りは、行動の「代用」として使われることもある。祈る人は昔からよく、受身でこの世の現実の問題を避けているといわれてきた。どんな宗教にも男子修道院、女子修道院のようなものは存在し、そこにはいつも、世間の悲惨と混乱をあとにして孤独と祈りに引きこもった人たちがいたのである。

しかし神学者で物理学者の、ケンブリッジ大学クイーンズカレッジの学長ジョン・ポーキングホーンのように、祈りと行動は対立するものではないと考えている人もいる。彼は「祈りは行動の代わりをするものではなく、むしろ行動に拍車をかけるものである。もし私の老いた隣人が若いころの話をくどくどくりかえしてうんざりしたとしても、彼のために祈ることで、もう一度しんぼう強く同じ話を聞く責任から逃げようとは思わない」という。同じようにキリスト教作家のC・S・ルイスもこう語っている、「他者のために何かをするべきときなのに、その人のために祈っていることが私にはよくあります。退屈な人に会いに行くより、その人のために祈る方がはるかに簡単だからです」。

祈ることで、私たちが何をなすべきかが明快に見えてくることもしばしばある。ただし、祈りの中から、天啓《てんけい》を受けたジャンヌ・ダルクのように、神々しい光輪に包まれ、戦いにのぞんで完全武装した自分が現れることを期待してはいけない。祈りと行ないとの相互作用は、普通はもっと繊細《せんさい》なものである。自分のなすべき務めとは、ある特定の祈りをしているときに受ける一瞬の天啓によって知らされるというよりは、畏敬《いけい》の念、神聖な気持ち、心からの祈りが、私たちの生命そのものにしみとおり始めることで、少しずつ見えてくるものであることが多い。

心理学者アイラ・プロゴフは、祈りと行動とのこのひそやかで深遠な関係を物語る例として、エイブラハム・リンカーンの人生におこった出来事をあげている。リンカーンは敬虔な祈りの生活を送った人物であり、歴代の大統領の中でも非常に高邁《こうまい》な精神をもった人として知られている。

彼は若いころ、自分の将来には重要な仕事が待っているが、定められたその運命をまっとうするには知性を磨き、さまざまな職能を身につけなければならないだろう、という予感をもっていた。しかし彼が暮らしていた開拓地では、よい職業につくような手段も機会もほとんど手に入れることはできない。リンカーンは、自分の将来への希望は決して果たされることはないのではないかと心配していた。

そんなある日、ひとりのよそ者が、がらくたと古新聞がいっぱい詰まった樽《たる》を持ってやってきて、全部を一ドルで買ってくれないかとリンカーンにいった。リンカーンはその男が生活に困っているのを見てとり、樽の中身が何かの役に立つとも思えなかったが、持ち前の親切心から男に一ドルを支払った。ところが、あとになって樽の中身を出してみると、がらくたに混じって、ブラックストンの『イギリス法釈義《しゃくぎ》』がほぼ全巻そろった形で出てきたのである。この書物のおかげでリンカーンは弁護士となり、ついには政界に入ることになったのだ。

リンカーンが他者に対して抱いていた敬意と親切心――しばしば、祈りが彼にもたらしたもの――は、それがなければおこらなかったはずの、人生を変えるような出来事に道をひらいたのである。リンカーンの場合は祈っているときに、自分の一生をかける仕事について、雷にうたれるような突然の天啓を受けたわけではない。つつましい要素――樽いっぱいのがらくた、運に見離されたよそ者、一ドル、そしてリンカーンが生まれ持っていた思いやりの心――が、決して劇的でないかたちで結びついて、やがて一国の運命の形成に手をかし、何百万人もの人生に影響を与えたのである。
「すごい瞬間を体験しようと小細工をするのはよくない」とC・S・ルイスもいっている。彼はリンカーンがしたような経験を高く評価していた。

　神は時として、私たちにふと目をとめたとき、まるで私たちの油断を見《み》透《す》かしたように、最も親しげに話しかけてくるように思われます。私たちが神の声を聞こうと待ちかまえることは、逆効果になることが多いものです。
「祭壇の場所は、天からの光がどこか他の場所に降りてくれるように定めるべきである」

私たちには、めくるめくような「すごい瞬間」を好む傾向があり、そのため、この混乱した世の中で私たちがなすべき務めを投げ出してしまう場合がある。人々はだんだん、目をみはるような精神的な現象の現れ――目もくらむような幻視、超常的な体験、身もしびれるような天啓、奇跡などなど――に熱中するようになってきている。しかしそれがおこるのを待つばかりでは、人生の最も大切な事実に鈍感になってしまう。大切な事実――それは、人生は一番ありふれたささいなことにいたるまで、そのすべてが奇跡だということである。

一九八七年のこと、私たちは「ハーモニック・コンヴァージョン」（調和ある転換）なる一日を体験した。この年は秘密の予言書にあらかじめ記された日付けで、世の予言者たちはこの日、人類の進化にとって重大な出来事がおこると信じていた。私としては、その出来事が迷信にもとづいているのか事実にもとづいているのかわからないし、別にどちらでもよかった。しかし、その日が近づくにつれて大勢の人の心理が活気づく様子には、何か心ひきつけられるものを感じた。

ひとつその盛り上がりを味わってみようと考え、私は予言で定められた日の朝、当時住んでいたダラス市郊外の、広大な草原で開かれた夜明けの集会に参加することにした。私は何百人もの参加者と共に、夜明け前のまだ暗い時間にそこに着いた。そして闇の中を手さぐりで進み、円陣をくんで手をつなぎあった。誰かがヒッピー時代の歌を歌いはじめた。

全員がそれに加わり、六〇年代の古き魔法がよみがえった。バラ色の太陽が徐々に昇り、闇は消えていった。誰もが黙って長いあいだ立ちつくしていた。歓喜と感謝の念に包まれて、みんながすすり泣いていた。やがて集まった人たちは静かに去っていったが、私の心は満たされていた。

車をおいたところまでもどる途中、私は二〇代前半の男性が車のボンネットにしょんぼりと腰をおろして、じっと空を見つめている前を通りかかった。彼はいかにも落ち込んだ様子で、今にも泣き出しそうだった。「大丈夫かい?」私は声をかけた。彼はしばらく答えなかった。そしてやっと口を開いていった。「何もおこらなかったよね。全然、何も、ひとつも!」

何もおこらなかった。奇跡の他には。私たちは太陽と大地と生命と気づきと愛に包まれていた。他に何をつけ加えることがあろうか?

「ユートピア」(Utopia)という言葉は、ギリシャ語で「ひとつの場所にない」という意味である。ユートピアが「ひとつの」場所にないのであれば、それはあらゆる場所に存在するのだ。そしてあらゆる場所に存在するのなら、それはまたいつでも存在する。そう、ユートピアは結局、「今」「ここに」あるのだ。ボンネットに座っていた若者よ、ユートピアへようこそ。

祈りの力は、行動を呼びかける奇跡的な天の声を待っている必要などないことを、私たちに示してくれている。行動をよびかける声の方が、今、ここにあるものよりも奇跡的だということは断じてない。私たちはすでに、あふれるほどの奇跡に浴《よく》しているのである。待ちわびるべき「すごい瞬間」などないのだ。車のボンネットから降りて、世界に出て行き、自分の務《つと》めを果たす時は今だ。

歴史上、伝説上の偉大なヒーローやヒロインたちは、自分が精神的に完璧になるまで、あるいは彼らのすべての祈りが応《こた》えてもらえるまで、行動を待つことはなかった。アーサー王や、円卓の騎士ガーウェインや、叙事詩《じょじし》の英雄ベーオウルフやオデュッセウス、はたまた聖フランチェスコや、十六世紀スペインの聖者・十字架の聖ヨハネやアヴィラの聖テレサ、十二世紀ドイツの聖女ヒルデガルド・フォン・ビンゲン、十四世紀イギリスの神秘家ノリッジのジュリアナや、あのフローレンス・ナイチンゲールが、精神的に完全に健康だったという証拠はない。実際には、むしろそうではなかったという証拠が数多くあるのだ。それればかりか、彼らの多くは肉体的にも大きな苦しみをかかえていたのである。

講演や週末のセミナーでの、「根性《ガッツ》」とか「勇気」とか「ヒロイズム」とかいう言葉を私が最後に耳にしたのはいつだったろう？　私たちは意気地なしから勇敢な闘士に変わることができるだろうか？　この任務は危険をともなう。だが今までも、いつもそうだったのだ。

ある友人が語ったように「精神的な生活は、弱虫にはできない」のである。前進した者の多くは生きて帰れないかもしれない。英雄は死ぬものだ。それでも私たちは、自分自身の問題も含めて、目の前の問題とは取り組まなければならない。問題をただ分析したり、それがただ消えてしまうように祈っていてはいけないのだ。

祈りか、それとも行動か？　そんな問いかけはもう、煙のように消えてなくなっていくにちがいない。私たちは、祈ると同時に自分の手を動かさなければならないのだから。

おわりに

一九三一年、インド独立の大義を主張するためにロンドンへ向かう船の上で、マハトマ・ガンジーは祈りの集会をもち、こう語った。

祈りは私の人生を救ってくれました。私は公的にも私的にも、自分に与えられた実に苦しい経験をしてきました。そのような苦しみは私を一時的に絶望の淵《ふち》に落としたものです。その絶望から脱することができたとしたら、それは祈りのおかげです。私が苦況にあったとき、祈りはまったくの必要から生まれました。それなしでは、私は幸福を感じることはできなかったでしょう。そして時と共に神に対する私の信仰は強まり、祈りたいという熱望はますます抗《こう》しがたいものになりました。

祈りのない人生は単調でむなしいもののように思われました。政治の地平では、いつも絶望が私の目の前にちらついていましたが、私は心の平安を失うことは決してありませんでした。その平安は祈りからきたものです。私は形にはこだわりません。それに関しては、誰もが自分にとってのルールなのです。誰もがやってみて、毎日祈った結果、自分の人生に何か新しいものが加わったと気づけばいいのです。

私たちもガンジーのように、好んでではなく、必要にせまられて祈るようになるかもしれない。それでも時がたつにつれて、祈りなしでは物事をなしえないと気づく人も多いだろう。祈りは私たちにあまりにも多くの滋養《じよう》を与えてくれるので、自分の存在そのものにとって不可欠のように感じられる。しかし祈りに対して熱心でありつつも、ガンジーが高らかに推奨《すいしょう》した「寛容さ」をも忘れないようにしよう。ある意味では「誰もが自分にとってのルールなのだ」から、寛容さはぜひとも必要なものである。

寛容さにくわえて、「シンプルさ」も真の精神的実践には欠くことができない。ダライ・ラマ一四世は語っている、「私の宗教はとてもシンプルです。私の宗教とは、人に親切であるということだからです」と。

だから、寛容とシンプルさの精神をもって、読者がこれまで本書での解説をひとまずみんな忘れて、ひとりひとりの祈りの旅へと船出することを希望しながら、この本を終えることにしよう。これはひとり旅になるかもしれないが、孤独を感じる必要はない。どうし

てそんな必要があるだろう？　――あなたが私のために祈ってくれ、私があなたのために
祈るならば……。

訳者あとがき

祈りが本当に効く。そういうことを実際に体験させてくれたのは、今は亡き祖母であった。私の母方の祖母である豊田セツは、熱心なセブンスデー・アドベンティスト派プロテスタントのキリスト教徒であった。昔、祖母の住んでいるアパートに遊びに行くと、よく聖書の話をしてくれた。といって、私はキリスト教徒ではないのだが、祖母の話には興味をもって聞いたものだった。

日本の高度経済成長の絶頂期に大企業に勤め、多忙きわまりないサラリーマンであった私の父は、祖母の聖書の話など見向きもしなかったし、祈りとか信仰とか、当時そういうことには関心がなかったようである。また、私自身も、祈ったからとて、そういうことに実際に効果があるとは考えてもみなかった。

そんな父が、あるとき腎臓結石になり、激痛でのたうちまわり入院した。薬物治療はしたのだろうが、それでも石が途中でひっかかってうまく出てこないので、いよいよ手術しかないだろう、ということになった。できるものならなんとか手術は避けたいし、うまく石が出てきてくれるよう、もはや神様にお願いするしかないということになった。そこで母が、祖母にもお祈りをお願いした。純朴な祖母は、ただ、ひたすら一心に祈り、なんとか父が救われるようにお願いした。私は、子供ながらに、そんなことで良くなるとはまったく思っていなかった。また、激痛で苦しんでいた父は、祖母が自分のために必死に祈ってくれていることなど、まったく知る由《よし》もなかった。

ところが、もう手術しかないと判断されたぎりぎりのところで、まったくウソのように、石が見事に割れて尿といっしょに出てきてしまったのである。父は間一髪のところで難を逃れ、その後手術することなく順調に回復した。母は、おばあちゃんのお祈りのおかげだ、お祈りがまさに効いたのだとよろこんだ。祖母の祈りが効いて、尿管あたりでひっかかっていた石が割れ、尿と一緒に流れ出てしまったのだ、と素直には、当時の私にはとても考えられなかった。それでも、一心な祈りの行為とその現象のあいだには、やはり気になる何かがたしかにあるようにも感じていた。

そして、その後、なんらかの危機的状況に追い込まれるたびに、苦しいときの神だのみそのもので、人のよい祖母にお祈りをしてくれるように頼んだところ、祖母の一心の祈りのおかげで実際に助けられた、という体験を重ねていくことになる。

このように、実際に祈りには力があり、本当に効き目があるという事実を、私は、祖母のおかげで身近に体験させてもらったのである。

本書の著者であるラリー・ドッシー博士と私は、もう一〇年以上親しく友人づきあいをさせていただいている。博士とは、米国での補完・代替医療に関する会議で何度もお会いしているが、その科学的な根拠を大切にする姿勢、慎重だが勇気のある発言、その実に礼儀正しく誠実な人柄に、お会いするたびに感心させられている。博士ご夫妻が、はじめて来日した折に、縁あって明治神宮にお連れしたことがあるが、その入り口にある鳥居の門の大木が、たいそう気に入られたようで、何度もその大木にさわり、思わず木に抱きついていた博士の姿が、印象強く心に残っている。ちなみに博士の奥様は、米国ホリスティック看護協会の役員をつとめる看護婦である。

こうしたおつきあいもあって、一九九五年に米国で創刊された、新しい国際的な医学学術情報誌 "*Alternative Therapies in Health and Medicine*" の編集主幹《しゅかん》に、博士がなられたことを知り、それをいち早く日本に紹介すべく、その日本版『季刊 オルタナティブ・メディスン』を九七年に創刊したのである。私は、その日本版ジャーナルの編集主幹をつとめた。米国では、この医学ジャーナルは、購読者は二万人を超えており、もうすでに広く信用を得て、ひとつの権威になっているようだ。

本書『祈る心は、治る力』の内容のエッセンスをずばりひとことでいうならば、「何よりも、まごころをもって、感謝の気持ちとともに、ただ無心に祈れ。そして、大いなるものにまかせよ。すると、一番自然の理にかなう形で、大いなるものは治癒を実現してくれる」ということであろう。

大いなるものとは、神、自然、宇宙、絶対なるものなど、さまざまに形容できよう。すなわち、宇宙、自然、生命の根源的リアリティやそれらの実相というものを、そう言い表していると考えたほうがよいだろう。たしかに一方的にガツガツとあつかましく神にお願いごとをするという姿勢より、常日頃《つねひごろ》のことをまず感謝し、それから神にすべてをゆだね、おまかせするという精神的態度の方が、願い事はかなうようである。祈りの名人であった祖母は、まず神に日頃の感謝をし御礼をいってから、願い事について祈るという精神的態度がしっかりしていた。よくよく考えてみれば、日頃の生かされてある恩を忘れ、自分の都合で困ったときだけ、あわてて神社に行き、賽銭《さいせん》をいくらあげてたのんだとしても、そんなもので神と取り引きができるわけがないではないか。なんともあつかましきは人間なり、である。

ラリー・ドッシー博士は、さまざまな宗教や祈りの形式をありのままに容認しつつ、そこに共通する本質的な知恵と原理をなにより重視する。科学的な姿勢を失わず、量子物理学の世界にまで言及して、祈りの本質を洞察しようとする博士のような医師は貴重である。

誤解を避けるために、あえて申し添えれば、博士の意図は、現代における祈りの効力の科学的な再認識とその正しい活用の啓蒙《けいもう》を主題としており、従来のさまざまな伝統的宗教や祈りの方法を決して否定するものではない。むしろ、さまざまなやり方があっていいのだ。すなわち、ある宗教の信者が、日々行なっている実践の行などの価値を軽視しているわけではないことを、ここで言い添えておきたい。また、言葉の力を重視しているがゆえにこそ、言葉そのものにこめられた気持ち、まごころという実感を、何よりも祈りにおいて大切にしなさいということであって、祈りで使う言葉などどうでもよいといっているわけではない。ぜひ、ドッシー博士のいわんとする本質を「心眼を開いて」学んでいただきたい。

同様に、「病んでも、自分自身を許してあげること」（一六三ページ）の節では、博士は否定的想念が病いにおよぼす悪影響を懸念して、不必要な罪悪感で自分自身を責める必要はないと述べているが、これは「心が体に影響をおよぼす」という心身医学的な考えそのものを批判しているのではないということも、ここで強調しておきたいと思う。

なお、ドッシー博士の文章は、慎重なまでに科学的な論理を大切にし、誠意をもって書かれているがゆえに、そのまま翻訳すると、ややむずかしくなってしまう用語や表現が目立ったが、なにより読者がわかりやすく読めることを重視し、訳文は、できるだけこなれた平易なものとなるよう努めた。その作業を進めるにあたり、伊藤はるみさんにお世話になったので、この場を借りてお礼申し上げたい。

また、この翻訳作業においては、私自身が前述した日本版医学ジャーナルの編集主幹をつとめていたこともあって多忙であり、なかなかまとまった時間がとれず、予定がかなり遅れてしまったことをおわびするとともに、それを、あたたかく見守りサポートしてくださった編集者の田中晴夫氏に心から感謝している。田中氏にも、たいへんお世話になった。そして、長年の友人である探検家・医師の関野吉晴氏には、本書にこころよく推薦にあたってのメッセージをいただき、深く感謝している。

訳出を終え、やっと今、亡き祖母との約束を果たせたような気がして、うれしい気持ちで一杯である。この本が、読者の皆さんの健康と幸福に大いに役に立つよう、心から祈っている。

平成一五年一月七日

大塚　晃志郎

◎訳者紹介——大塚晃志郎（おおつか　こうしろう）

ホリスティック医学研究所（Institute for Holistic Healthcare and Integrative Medicine）所長、ヒポクラテス・コス財団名誉会長（ギリシャ）、“Alternative Therapies in Health and Medicine”誌（米国）、“The Journal of Alternative and Complementary Medicine”誌（米国／英国）、“EXPLORE: The Journal for Science and Healing”誌（米国）、さらに“Chinese Journal of Integrative Medicine”誌（中国）という国際的に権威ある医学学術研究専門誌において、日本人でただ一人の国際編集委員をつとめる。東京医科大学衛生学公衆衛生学教室所属。元慶應義塾大学環境情報学部SFC研究所共同研究員。

日本ホリスティック医学協会創立メンバーで、常任理事、理事をつとめたのち、現在、運営委員。日本統合医療学会（IMJ）評議員、日本&国際行動医学会会員、日本公衆衛生学会会員。

一九九六年、ギリシャ・コス島で開かれた第一回国際医学オリンピックにおいて、ギリシャ大統領より「ヒポクラテス医学大賞」を受賞。さらに二〇〇二年、インド代替医療協会よりスター・メダルを受賞。また、前述の“Alternative Therapies in Health and Medicine”誌の日本版である、『季刊　オルタナティブ・メディスン』（日本版）の編集主幹を五年にわたってつとめてきた。

著書に、『「治る力」の再発見』（日本教文社）、『人のからだは、なぜ治る？』（ダイヤモンド社）〔文庫版『体はこうして癒される』（サンマーク出版）〕、『ホリスティック医学入門』（共著）、『人のからだを、どう治す？』（以上、柏樹社）、『きっと、治る』（PHP研究所）、訳書に、アーノルド・レルマン、アンドルー・ワイル『ディベート討論——代替医療はほんとうに有効か』（エンタプライズ）、ラリー・ドッシー『祈る心は、治る力』（日本教文社）がある。

【ブログ】《大塚晃志郎の、経営者とその家族のための健康管理と「命もうけ」の知恵》
http://otsukako.livedoor.biz/

祈《いの》る心《こころ》は、治《なお》る力《ちから》

初版発行――平成一五年三月一五日
五版発行――平成二五年五月二〇日

著者――ラリー・ドッシー
訳者――大塚晃志郎（おおつか・こうしろう）

発行者――岸　重人
発行所――株式会社日本教文社
東京都港区赤坂九―六―四四　〒一〇七―八六七四
電話　〇三（三四〇一）九一一一（代表）
　　　〇三（三四〇一）九一一四（編集）
ＦＡＸ〇三（三四〇一）九一一八（編集）
　　　〇三（三四〇一）九一三九（営業）
振替＝〇〇一四〇―四―五五五一九
印刷・製本――東港出版印刷株式会社
装幀――Push-up（清水良洋＋西澤幸恵）
カバー写真――ジェイ・ピー

ISBN978-4-531-08135-6 Printed in Japan
乱丁本・落丁本はお取替えします。　定価はカバーに表示してあります。

PRAYER IS GOOD MEDICINE
by Larry Dossey, M.D.

原　註

■ 著者によるノート

（ivページ）「『神のことをどう考えればいいのですか？　そして神とは何なのですか？』とたずねられても、私にはこう答えるしかない」
The Cloud of Unknowing, trans. Clifton Wolters (Baltimore: Penguin Books, 1961), 59. ジョンストン,W.『不可知の雲――キリスト教神秘体験の不朽の古典』斉田靖子訳、エンデルレ書店、1995年.

（ivページ）「神のうちに何かを感じとり、それゆえ何らかの名前を神につける者がいるが、～」
Meister Eckhart, trans. Edmund Colledge and Bernard McGinn (New York: Paulist Press, 1981), 204-5.

（ivページ）「性質をもたないことこそ、神の性質なのだ」
Meister Eckhart, trans. Raymond B. Blakney (New York: Harper & Row, 1941), 243.

■ はじめに

（3ページ）『ウォールストリート・ジャーナル』紙の、祈りの科学的研究についての議論については、以下を参照。Joseph Pereira, "The Healing Power of Prayer Is Tested by Science," *Wall Street Journal*, December 20, 1995.

（3-4ページ）「最近の調査では、七五パーセントの患者が、～」

以下を参照。David B. Larson and Mary A. Greenwold Milano, "Are Religion and Spirituality Relevant in Health Care?" *Mind/Body Medicine* 1, no. 3 (1995): 147-57.

（4ページ）「われわれ医師の大半が自分の患者のために実際に祈るということを知ったら、～」

以下を参照。J. Martin and C. Carlson, "Spiritual Dimensions of Health Psychology," in *Behavioral Therapy and Religion*, ed. W. R. Miller and J. Martin (Beverly Hills: Sage Publications, 1988), 57-110.

（4ページ）「統計学的分析からいっても、神はあなたの健康に良いものである」
David B. Larson, 以下に引用されている。John Boudreau, "Scientists Examine the Healing Powers of Prayer," *Contra Costa [California] Times*, January 21, 1996.

（5ページ）「現代の病院で、多数の心臓病患者を対象に祈りの効果が試験されたという、誰かが送ってくれた科学論文」

この論文は、Randolph C. Byrd, “Positive Therapeutic Effects of Intercessory Prayer in a Coronary Care Unit Population,” *Southern Medical Journal* 81, no. 7 (July 1988): 826-29.

(8ページ)「治療の場そのものから離れたところで行なわれた、祈りに類似する思念は、手術による創傷の治癒をうながすことが実証されてきている」

以下の研究を参照。Daniel P. Wirth, “The Effect of Non-contact Therapeutic Touch on the Healing Rate of Full Thickness Dermal Wounds,” *Subtle Energies* 1, no. 1 (1990): 1-20. およびDaniel P. Wirth, “Full Thickness Dermal Wounds Treated with Non-contact Therapeutic Touch: A Replication and Extension,” *Complementary Therapies in Medicine* 1 (1993): 127-32.

(8ページ)「また、宗教的な信仰は、手術後のより早い回復と関連性をもっているのである」

以下の研究を参照。P. Pressman, J. S. Lyons, D. B. Larson, and J. S. Strain, “Religious Belief, Depression, and Ambulation Status in Elderly Women with Broken Hips,” *American Journal of Psychiatry* 147 (1990): 758-60. および T. E. Oxman, D. H. Freeman, and E.D. Manheimer, “Lack of Social Participation or Religious Strength or Comfort as Risk Factors for Death after Cardiac Surgery in the Elderly,” *Psychosomatic Medicine* 57(1995): 5-15.

■ 第１部：祈りが効く証拠

(14ページ)「祈りというものにもさまざまな種類があり、その効果については薬と同様に、有効、無効、どちらともいえない、という三通りの結果になりうる証拠がある」

以下を参照。Larry Dossey, “When Prayer Hurts,” *Healing Words: The Power of Prayer and the Practice of Medicine* (San Francisco: HarperSanFrancisco, 1993), 145-58. ドッシー、L.「祈りが人を傷つけるとき──『邪悪な祈り』の検証」、『癒しのことば──よみがえる〈祈り〉の力』森内薫訳、春秋社、1995年.

(20ページ)「私たちは、神を捕らえようと罠をしかけているのではありません」
Deborah Rose, “Letters to the Editor,” *Home Catacomb* 8, no. 8 (September 1994), 3-4. これに続くローズの諸見解もこの文献による。

(25ページ)「われわれには、まさにその核心部分を科学と共有できるような宗教体系が必要なのです」
Margaret Mead, 以下に引用されている。“Five Who Care,” *Look*, April 21, 1970.

(26ページ)「試験官──電気とは何ですか？」
John D. Barrow, *The World Within the World* (New York: Oxford Univ. Press, 1988), 193.

(27ページ)「われわれは自然科学が、精神の本質について、直接的な洞察を与

えてくれるのではないかと期待すべきではない」
Erwin Schrödinger, "The Spirit of Science," 出典は以下による。*Spirit and Nature*, *Eranos Yearbooks*, ed. Joseph Campbell, Bollingen Series 30-31 (Princeton: Princeton Univ. Press, 1954), 324-25.

(**28ページ**)「宗教と科学のあいだには、実際には相反するものなど何も存在しえない」
Max Planck,*Where Is Science Going?* (Ox Bow Press, 1981, Woodbridge, CT: 1933年初版の復刊), 168-69.

(**28-29ページ**)「同じような見解を示した偉大な物理学者たちをリストアップするなら、〜」

物理学者たちのこうした観点を集成したものとしては、以下を参照。Ken Wilber, *Quantum Questions: The Mystical Writings of the World's Great Physicists* (Boston: Shambhala, 1984).ウィルバー、K.編著『量子の公案——現代物理学のリーダーたちの神秘観』田中三彦、吉福伸逸訳、工作舎、1987年.

(**31-32ページ**)「実は、祈りを受ける側の人が、誰かに祈られていることをまったく知らなくても、離れた場所からの他者への祈りというものが効いたという実例は数えきれないほどあるのである」

以下を参照。Larry Dossey, "Prayer and Healing: Reviewing the Research," *Healing Words: The Power of Prayer and the Practice of Medicine* (San Francisco: HarperSanFrancisco, 1993), 169-96. ドッシー、L.「祈りと癒し——過去の研究の再検討」、『癒しのことば——よみがえる〈祈り〉の力』森内薫訳、春秋社、1995年. 以下も参照されたい。Daniel J. Benor, *Healing Research* (Munich: Helix Verlag, 1993,Windeckstrasse 82, D-81375 Munich, Germany).

(**34ページ**)「心臓病の専門医ランドルフ・バードが、サンフランシスコ総合病院の心臓病集中病棟の患者三九三名の協力を得て行なった一九八八年の研究では、〜」

以下を参照。Randolph C. Byrd, "Positive Therapeutic Effects of Intercessory Prayer in a Coronary Care Unit Population," *Southern Medical Journal* 81, no. 7 (July 1988): 826-29.

(**35ページ**)「別の研究では、(……)微生物の成長率に人の祈る能力がどれだけ影響を与えたのかが比較された」

以下の研究も参照されたい。J. Barry, "General and Comparative Study of the Psychokinetic Effect on a Fungus Culture," *Journal of Parapsychology* 32 (1968): 237-43.およびW. Tedder and M. Monty, "Exploration of Long-distance PK: A Conceptual Replication of the Influence on a Biological System," *Research in Parapsychology* 1980 (1981): 90-93.

(**38ページ**)「ノーベル賞受賞物理学者である、ケンブリッジ大学キャヴェンデ

ィッシュ研究所のブライアン・ジョセフソン博士は、これらの非局在的な量子的現象は、遠距離間でおこる多くの人間の事象の基礎をなすものなのかもしれないと述べている」

以下を参照。B. D. Josephson and F. Pallikara-Viras, "Biological Utilization of Quantum Nonlocality," *Foundations of Physics* 21 (1993): 197-207.

■ 第2部：祈りにまつわる議論

(43ページ)「米国では毎年、二〇〇万人近い入院患者が、入院当初にはかかっていなかった病気に感染し、そのうち八万人が死亡する」

医原病に関する議論については、以下を参照。Jeffrey A. Fisher, *The Plague Makers* (New York: Simon & Schuster, 1994), 31.

(44ページ)「権威ある『医師用便覧』(ＰＤＲ)は、医師が医薬品を処方する際の手引き書で、～」
Physicians' Desk Reference, 49th ed. (Montvale, NJ: Medical Economics Data Production Company, 1995).

(45ページ)「いくつもの調査結果がくりかえし示しているように、代替療法を選択する人たちのほとんどは、そうしない人たちよりも教育があり、～」

以下を参照。David J. Hufford, "Cultural and Social Perspectives on Alternative Medicine: Background and Assumptions," *Alternative Therapies* 1, no. 1 (1995): 53-61; B. R. Cassileth, E. J. Lusk, T. B. Strouse, F. J. Bodenheimer, "Contemporary Unorthodox Treatments in Cancer Medicine: A Study of Patients, Treatments, and Practitioners," *Annals of Internal Medicine* 10 (1984): 105-12.

(55ページ)「一三〇件以上の、適切な管理下での実験により、祈りや、祈りに似た思いやり、共感、愛などは、一般に、人間から細菌にいたるさまざまな生物に健康上プラスの変化をもたらすことが示されている」

以下を参照。Larry Dossey, "Prayer and Healing: Reviewing the Research," *Healing Words: The Power of Prayer and the Practice of Medicine* (San Francisco: HarperSanFrancisco, 1993), 169-96. ドッシー、Ｌ.「祈りと癒し——過去の研究の再検討」、『癒しのことば——よみがえる〈祈り〉の力』森内薫訳、春秋社、1995年. 以下も参照されたい。Daniel J. Benor, *Healing Research* 1-2 (Munich: Helix Verlag, 1993,Windeckstrasse 82, D-81375 Munich, Germany)

(55ページ)「宗教から少なくともなんらかの力となぐさめ——つまり『希望』——を得る人は、そうでない人と比べて、心臓手術後により長く生存することが明らかになっている」

希望が治癒に果たす役割については、以下を参照。"Faith Heals," *Mental Medicine Update* 4, no. 2 (1995): 1.

(56ページ)「人間を対象にした多くの研究から、人は不吉なことを信じたり、

むなしさに圧倒されたりすると死にいたることもあることが示されている」

絶望による死についての議論は、以下を参照されたい。Larry Dossey, *Meaning & Medicine* (New York: Bantam, 1993).

(61-62ページ)「この問題をむずかしくしているのは、祈りは治癒をもたらすのと同様に、害をもたらすこともありうるという証拠があることだ」

以下を参照。Larry Dossey, "When Prayer Hurts," *Healing Words* (San Francisco: HarperSanFrancisco, 1993), 145-58. ドッシー、L.「祈りが人を傷つけるとき——『邪悪な祈り』の検証」、『癒しのことば——よみがえる〈祈り〉の力』森内薫訳、春秋社、1995年.

(62ページ)「内科医で、『医学と祈りに関するサンタフェ研究所』の創設者であるアントニー・リッポ博士は、~」
同研究所の連絡先：The Santa Fe Institute for Medicine and Prayer, 906 Canyon Road, Santa Fe, NM 87501, U.S.A.

(63ページ)「数年前、私の友人の夫スティーヴンはひどい自動車事故で重症を負いました」

著者との私信（1995年6月20日）。許可を得て引用。

(67ページ)「私がかかっている医師が私のために祈りなどを行なっていることがわかったら、私は医師を代えます」
Annie L. Gaylor, 以下に引用されている。Steve Brewer, "UNM [University of New Mexico] Study on Prayer Raises Ire," *Albuquerque Journal*, May 3, 1995.

(70ページ)「一九九五年三月、全米医師会の機関誌ＪＡＭＡに、~」

以下を参照。Charles Marwick, "Should Physicians Prescribe Prayer for Health? Spiritual Aspects of Well-Being Considered," *Journal of the American Medical Association* 273, no. 20 (May 24,1995): 1561-62.

(71ページ)「これまでに、他者のための祈りの効果を調査する、適切な管理下で行なわれた一三〇件以上の科学的研究が行なわれてきており、~」

これらの研究の詳細については、以下を参照。Larry Dossey, *Healing Words: The Power of Prayer and the Practice of Medicine* (San Francisco: HarperSanFrancisco, 1993) ドッシー、L.『癒しのことば——よみがえる〈祈り〉の力』森内薫訳、春秋社、1995年. 以下も参照されたい。Daniel J. Benor, *Healing Research* 1-2 (Munich: Helix Verlag, 1993). また、宗教的な行為と健康についての二五〇件以上の研究については、以下を参照されたい。Jeffrey S. Levin, "Religion and Health: Is There an Association, Is It Valid and Is It Causal?" *Social Science and Medicine* 38 (1994): 1475-1482. 以下も参照されたい。J. S. Levin and P. L. Schiller, "Is There a Religious Factor in Health?" *Journal of Religion and Health* 267 (1987): 9-36. また、David B. Larson, M.D.（4, 75ページ）の先駆的業績についても、特に宗教と健康の関連についてのSusan S. Larsonとの以下の評論を参照されたい。*The Forgotten*

Factor in Physical and Mental Health: What Does the Research Show? 同資料は、以下の団体より教材の形で入手可能。National Institute for Healthcare Research, 6110 Executive Blvd Suite 908, Rockville, MD 20852, U.S.A. (所長 David B. Larson, M.D.)

(73ページ)「医師が私の回復のために祈りなどを行なったら、私は医療過誤で訴訟をおこすだろう」

Richard J. Goss, 以下に引用されている。Joseph Pereira, "The Healing Power of Prayer Is Tested by Science," *Wall Street Journal*, December 20, 1995.

(74ページ)「ある調査によれば、患者の七五パーセントは、医師は医療の一環として精神的な問題にも関わるべきだと考えている」

David B. Larson and Mary A. Greenwold Milano, "Are Religion and Spirituality Clinically Relevant?" *Mind/Body Medicine* 1, no. 3(1995): 147-57. 宗教的問題についての医師と患者との関係については、以下を参照。T. A. Maugans and W. C. Wadland, "Religion and Family Medicine: A Survey of Physicians and Patients," *Journal of Family Practice* 31 (1991): 210-13. 祈りを行なう医師に対して入院患者が示す態度については、以下を参照。D. E. King and B. Bushwick, "Beliefs and Attitudes of Hospital Inpatients about Faith Healing and Prayer," *Journal of Family Practice* 39 (1994): 349-52.

■ 第3部：祈りとは何なのか？

(81ページ)「ギリシャの歴史家、伝記作家のプルタルコスは、〜」

プルタルコスについては、以下に引用されている。C. L. Sulzberger, *Go Gentle into the Good Night* (Englewood Cliffs, NJ: Prentice-Hall, 1976), 24.

(83ページ)「現代の実験室で数多くの実験をした結果、祈りは離れた場所からでも、『非局在的に』効いたのである」

非局在的な祈りの科学的実験については、以下を参照。Larry Dossey, *Healing Words: The Power of Prayer and the Practice of Medicine* (San Francisco: HarperSanFrancisco, 1993). ドッシー、L.『癒しのことば——よみがえる〈祈り〉の力』森内薫訳、春秋社、1995年.

(84ページ)「これらの話は『帰巣本能』や、太陽や星を頼りに方向を見つけたという仮説や、脳内に地磁気を感じる部位があるという説だけでは説明がつかない」

離れた場所への意識の働きかけの能力については、以下を参照。Rupert Sheldrake, *Seven Experiments That Could Change the World* (New York: Riverhead, 1995), 33-72. シェルドレイク、R.『世界を変える七つの実験——身近にひそむ大きな謎』田中靖夫訳、工作舎、1997年.

(96ページ)「過去三〇年間に、さまざまな宗教をもつ人たちを対象に、祈りについての数多くの実験がなされてきた」

これらの実験結果については、以下を参照。Deborah Rose, "The Spindrift Story," *Home Catacomb* 9, no. 8 (1995): 8.

(97ページ)「メルセデス・ベンツやたくさんの有価証券は、神の恩寵のしるしだろうか?」

出典は以下による。"Notes on the Catacomb Wall," *Home Catacomb* 9, no. 2 (1995): 11.

(98ページ)「契約の中で神様に何をしてほしいか、実際にいっていいんだよ」
テレビ伝道師Robert Tiltonについては、以下に引用されている。Richard N. Ostling, "Heresy on the Airwaves," *Time*, March 5, 1990, 62.

(98ページ)「神は天空の竈からひとりの男を取り出す」

出典は以下による。*Stray Light Times*, no. 1 (January 13, 1993): 2.

(99ページ)「願いごとをかなえてもらうコツを身につけるには、〜」
Aldous Huxley, *The Perennial Philosophy* (New York: Harper & Row, 1944), 220-21. ハクスレー、A.『永遠の哲学——究極のリアリティ』中村保男訳、平河出版社、1988年.

(100ページ)「正しい人はなんの見返りも求めずに神を愛する」
このMeister Eckhartの言葉は、以下に引用されている。Raymond B. Blakney, *Meister Eckhart* (New York: Harper & Row, 1941), 241.

(100ページ)「オートバイのひどい事故で運ばれてきた一七歳の少年がいました」
Betsy MacGregor, "Health Reform and the Sacred". 以下に掲載のグループ・ディスカッションより。*Advances* 11, no. 1 (Winter 1995): 37-54.

(102ページ)「大事をなすための力を与えてほしいと神に願ったのに〜」
"Prayer of an Unknown Confederate Soldier," *The Oxford Book of Prayer* (New York: Oxford Univ. Press, 1985), 119.

(104ページ)「いつまでもずっと幸せに暮らすためには、毎日を積み重ねるしかない」
Margaret Bonnano, "Sunbeams," *The Sun*, no. 198 (May 1992): 40.

(104ページ)「平凡な生活がもつ宗教的な力強さ——」
Adair Lara, 以下に引用されている。"Sunbeams," *The Sun*, no. 222 (June 1994): 40.

■ 第4部:祈りはどうあるべきか

(108ページ)「各被験者の結果を個別に分析したところ、〜」
E. Haraldsson and T. Thorsteinsson, "Psychokinetic Effects on Yeast: An Exploratory Experiment," *Research in Parapsychology* (Metuchen, NJ: Scarecrow Press, 1973), 20-21.

(109ページ)「ここでもアイスランドでの実験と同様、経験をつんだ被験者の方が、より大きな効果を上げた」

この研究については、以下を参照。*The Spindrift Papers: Exploring Prayer and Healing Through the Experimental Test* (Lansdale, PA: Spindrift, 1994). 以下も参照されたい。Larry Dossey, "The Spindrift Experiments," *Recovering the Soul* (New York: Bantam, 1989), 58-62. ドッシー、L.「非局在的な治癒」〜「どのように祈るべきか？——スピンドリフトの実験」、『魂の再発見——聖なる科学をめざして』上野圭一、井上哲彰訳、春秋社、1992年.

(112ページ)「毎日出かけていく子どもがいた、〜」
Walt Whitman, "There Was a Child Went Forth," *A Choice of Whitman's Verse* (London: Faber and Faber, 1968), 21.

(116ページ)「この幅広い効果を裏づける証拠は豊富にあり、〜」
これらの研究については、以下を参照。Daniel J. Benor, *Healing Research*, vols. 1-2 (Munich: Helix Verlag, 1993) および Larry Dossey, *Healing Words: The Power of Prayer and the Practice of Medicine* (San Francisco: HarperSanFrancisco, 1993). ドッシー、L.『癒しのことば——よみがえる〈祈り〉の力』森内薫訳、春秋社、1995年.

(117ページ)「学者たちは、ペットを飼うことによる健康への良い影響についての研究を始めている」
Dr. Aaron H. Katcher, Prof. Ann Ottney Cain, Dr. Herbert Benson, Peter R. Messentおよび Sharon L. Smithによる研究については、以下で論じられている。Joan Arehart-Treichel, "Pets: The Health Benefits," *Science News* 121 (1982): 220-23.

(120ページ)「そしてペットはまた、祈りと同じように人の命を救う」
Dr. Erika Friedmannによる研究については、以下で論じられている。Bruce Bower, "Stress Goes to the Dogs," *Science News* 140 (1991): 285.

(123-127ページ) Hilary Petit獣医からの私信（1995年4月, Sacramento, California)。許可を得て引用。

(128-129ページ)「キリスト教徒の多くは、自分の声が本当に神に届いてしまったりしないように、小声で祈っています」
C. S. Lewis, *Letters to Malcolm: Chiefly on Prayer* (New York: Harcourt Brace Jovanovich, 1964), 114. ルイス、C.S.『神と人間との対話——マルカムへの手紙』（C.S.ルイス宗教著作集 7）竹野一雄訳、新教出版社、1995年.

(132ページ)「私は部屋で床に身を投げ出し、神と天使に、ここへおいでくださいと祈った。ところが彼らが実際にやってきても、〜」
John Donne, 以下に引用されている。"Sunbeams," *The Sun*, no. 228 (December 1994): 40.

(133ページ)「祈りには神が決められたやり方、私たちみんながしたがうべきやり方というのがあるのでしょうか？」

Dorothy Day, 以下に引用されている。"Sunbeams," *The Sun*, no. 233 (March 1995): 40.

(139ページ)「宗教作家リチャード・フォスターがいっているように、聖フランチェスコは『祈る人というより、祈りそのものが人の姿をとっていたかのようだった』のである」

Richard J. Foster, *Prayer: Finding the Heart's True Home* (San Francisco: HarperSanFrancisco, 1992), 117.

(140ページ)「ある祈りの方法を用いることが、他の方法を用いるよりも道徳上すぐれているということはないのです」

Deborah Rose, "The Spindrift Story," *Home Catacomb* 9, no. 8 (November 1995): 7.

(141ページ)「どんなお祈りをするべきでしょうか、と人によくきかれます」

Deborah Rose, "The Spindrift Story," *Home Catacomb* 9, no. 2 (March 1995): 11-16.

(144ページ)「天の王国は内部にあります。天におられるのは誰でしょうか?　神です!　ならば神は、内部におられるのです」

Michael Toms, Joseph Campbell へのインタビュー(カセットテープのシリーズ)。New Dimensions Radio, P.O. Box 569, Ukiah, CA 95482 U.S.A. (http://www.newdimensions.org/)

(144ページ)「伝説によれば、神々は、人間が見つけないように生命の秘密を隠すにはどこがいいかと議論していた」

この説話は、以下に紹介されている。James W. Jones, *In the Middle of This Road We Call Our Life* (San Francisco: HarperSanFrancisco, 1994), 24-25.

(151ページ)「祈りにおいて人と神とがコヒーレントであることは、〜」

John Polkinghorne, "Can a Scientist Pray?" *Explorations in Science and Theology*, Templeton London Lectures at the RSA (London: The Royal Society for the Encouragement of Arts, Manufactures & Commerce, 1993), 17-22.

(155ページ)「一九九二年一二月、私は悪性の膀胱がんと診断され、〜」

私信の要約(1995年)。許可を得て引用。

(157ページ)「二年のあいだに、夫も私も職を失いました」

私信の要約(1995年)。許可を得て引用。

(159ページ)「歴史上のどの文化をみても、夢や夜間の祈りは偉大な聖職者やシャーマンや預言者たちの役に立ってきた」

「夜間の祈り」は近年復権しつつある。Phil Cousineauの以下の著作を参照。*Prayers At 3 A.M.: Poems, Songs, Chants, and Prayers for the Middle of the Night* (San Francisco: HarperSanFrancisco, 1995).

(163ページ)「神秘主義の実践には健康上の重大な脅威がともなうこともある」

Karen Armstrong, *Visions of God* (New York: Bantam, 1994), x-xi, 5.

(167ページ)「祈りの研究機関スピンドリフトの前副所長デボラ・ローズは、例えとして、トマトの苗の健康を願って祈ることをあげている」
以下を参照。Deborah Rose, "The Spindrift Story," *Home Catacomb* 9, no. 2 (March 1995): 11-16. 祈りにおける「制御力」についてのローズの諸見解もこの文献による。

(170ページ)「(……) アメリカの私の台所ではあまりミルクが長もちする必要はありませんが、ハイチでは、ミルクを新鮮に保つことはまさに命に関わることなのです」
Deborah Rose, "The Spindrift Story," *Home Catacomb* 9, no. 9 (December 1995): 9.

(172ページ)「アイオワ州でとうもろこしに祈った例」の節は、以下の文献による。Joyce Vogelman, "Power of Prayer: Congregations Pray for Thousands of Iowa Farmers During Harvest," *Iowa Farmer*, September 30, 1995; Jean Caspers-Simmet, "Help from High Places? Pastor Inspired Parishioners to Pray at Harvest," *Agri News* 40, no. 22 (November 23, 1995) およびKarl E. Goodfellow師からの私信（1995年12月）。

(176ページ)「私たちの周囲の環境を知り、何が必要かを知りましょう」
以下に収録のMary K. Green師の1995年10月10日のメッセージによる。*God's Harvest–God's People*, ed. Karl E. Goodfellow (Guttenberg, IA: United Methodist Church, 1996), 5.

(177ページ)「事故はあっというまにおこりました」
Liz Goodfellow, *God's Harvest–God's People*, ed. Karl E. Goodfellow (Guttenberg, IA: United Methodist Church, 1996), 23.

(179ページ)「グッドフェロー師のもとへは、メッセージを載せたパンフレットを送ってほしいとか、祈りのネットワークをつくるのにアドバイスしてほしいとかいう要望が殺到している」
以下は連絡先。Reverend Doctor Karl E. Goodfellow, Safety Net Prayer Ministry, P.O. Box 236, Miles, IA 52064, U. S. A. (office@snprayer.org)

(181ページ)「私が今までにした馬鹿げた祈りを神がすべてかなえていたとしたら、～」
C. S. Lewis, *Letters to Malcolm: Chiefly on Prayer* (New York: Harcourt Brace Jovanovich, 1964), 28. ルイス、C.S.『神と人間との対話』竹野一雄訳、新教出版社、1995年.

(183ページ)「『良い妖精からの報い』をテーマにしたいくつもの民話にもそれは暗示されており、～」
民話についてのMary Catherine Batesonの以下の記事を参照。"The Revenge of the Good Fairy," *Whole Earth Review*, no. 55(Summer 1987): 34-48.

(184ページ)「私は『アウト・オブ・タイム』紙でこんな漫画を見たことがあ

る」

出典は以下による。*Out of Time* (first quarter 1993), 5. (Endeavor Academy, Lake Delton, WI: Academy Publishing)

（187ページ）「呪いとネガティブな祈りをほとんど区別してこなかった文化もある」

以下を参照。Larry Dossey, "When Prayer Hurts," *Healing Words: The Power of Prayer and the Practice of Medicine* (San Francisco: HarperSanFrancisco, 1993), 145-58. ドッシー、L.「祈りが人を傷つけるとき――『邪悪な祈り』の検証」、『癒しのことば――よみがえる〈祈り〉の力』森内薫訳、春秋社、1995年.

（189ページ）「祈りは害を与えうるのだろうか？　そう考えている宗教関係者もいるようである」

祈りの研究に反対する宗教関係者の一例としては以下を参照。Theodore Rockwell, "The Bridge of Sighs: Problems of Building a Sci/Psi Bridge," *Home Catacomb* 8, no. 9 (October 1994): 1-3.

（190ページ）「七〇年代はじめの頃、私は心の成長に努めていて、～」

著者との私信（1995年6月20日）。許可を得て引用。

（195ページ）「神はわれわれに固い木の実をくださるが、それを割ってはくださらない」

以下に引用されている。*Sunbeams: A Book of Quotations*, ed. Sy Safransky (Berkeley: North Atlantic Books, 1990), 14.

（195ページ）「いま飢えている人に食べ物を与えることは、死者を立ち上がらせることよりも偉大である」

以下に引用されている。"Sunbeams," *The Sun*, no. 237 (September 1995): 40.

（196ページ）「祈りは行動の代わりをするものではなく、むしろ行動に拍車をかけるものである」

John Polkinghorne, "Can a Scientist Pray?" *Explorations in Science and Theology*, Templeton London Lectures at the RSA (London: Royal Society for the Encouragement of Arts, Manufactures & Commerce, 1993), 17-22.

（196ページ）「他者のために何かをするべきときなのに、その人のために祈っていることが私にはよくあります」

C. S. Lewis, *Letters to Malcolm: Chiefly on Prayer* (New York: Harcourt Brace Jovanovich, 1964), 66. ルイス、C.S.『神と人間との対話』竹野一雄訳、新教出版社、1995年.

（196-197ページ）「心理学者アイラ・プロゴフは、祈りと行動とのこのひそやかで深遠な関係を物語る例として、エイブラハム・リンカーンの人生におこった出来事をあげている」

以下を参照。Ira Progoff, *Jung, Synchronicity, and Human Destiny* (New York: Julian Press, 1973), 170-71. プロゴフ、I.『ユングと共時性』河合隼雄、

河合幹雄訳、創元社、1987年.
(198ページ)「すごい瞬間を体験しようと小細工をするのはよくない」
C. S. Lewis, *Letters to Malcolm: Chiefly on Prayer* (New York: Harcourt Brace Jovanovich, 1964), 117. ルイス、C.S.『神と人間との対話』竹野一雄訳、新教出版社、1995年.

■ おわりに

(203ページ)「祈りは私の人生を救ってくれました」
Mahatma Gandhi, 以下に引用されている。Louis Fischer, ed., *The Essential Gandhi* (New York: Random House, 1962), 309-10.